"你应该知道的医学常识"大型医学知识普及系列

总主编 舒志军
周 铭
主 编 蔡 敏
周红蔚

明明白白做
穴位按摩

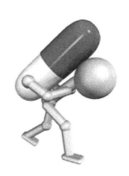

科学出版社

北 京

内 容 简 介

本书由上海市中西医结合医院护理部组织编写，以贴近生活、面向大众、科学普及为宗旨，从教会大众学习穴位按摩、掌握中医技术的角度出发，言简意赅地介绍了穴位按摩中的实用知识和方法，以提高读者对穴位按摩的认识，了解常见疾病及症状的穴位按摩方法，学会利用穴位按摩养生保健，进一步发扬中医操作技术。

本书根据读者特点，采用模块化的编写方式，语言通俗易懂，每个穴位都配有相应的图片，让读者一看就懂、一学就会。全书共分三章，内容包括基础知识、常见症状与疾病的穴位按摩、养生保健与穴位按摩。

本书可作为大众日常生活中的学习指导，也可供医务人员及中、高等职业学校相关专业师生参考使用。

图书在版编目（CIP）数据

明明白白做穴位按摩 / 蔡敏，周红蔚主编.—北京：科学出版社，2018.1

（"你应该知道的医学常识"大型医学知识普及系列）

ISBN 978-7-03-056337-8

Ⅰ.①明… Ⅱ.①蔡… ②周… Ⅲ.①穴位按压疗法–普及读物 Ⅳ.①R245.9-49

中国版本图书馆CIP数据核字（2018）第012023号

责任编辑：闵　捷
责任印制：谭宏宇 / 封面设计：殷　靓

斜　学　出　版　社　出版
北京东黄城根北街16号
邮政编码：100717
http://www.sciencep.com
南京展望文化发展有限公司排版
北京虎彩文化传播有限公司印刷
科学出版社发行　各地新华书店经销
*
2018年1月第　一　版　开本：A5（890×1240）
2019年10月第四次印刷　印张：2 7/8
字数：73 000
定价：20.00元
（如有印装质量问题，我社负责调换）

"你应该知道的医学常识"
大型医学知识普及系列
总编委会

总 主 编

舒志军　周　铭

副总主编

谢春毅　金　琳　舒　勤　李国文

成　员

（按姓氏笔画排序）

王长德	刘剑新	江艳芬	李国文
吴　坚	张启发	张家美	陈建华
金　琳	周　铭	周红蔚	胡智海
钟　蕙	郭　薇	曹烨民	盛昭园
舒　政	舒　勤	舒志军	谢春毅
蔡　炯	蔡　敏	臧金旺	霍莉莉

《明明白白做穴位按摩》
编委会

丛书序

我院的中西医结合工作开始于20世纪50年代，兴旺于60年代，发展于80年代，初成于90年代，1994年我院正式被上海市卫生局命名为"上海市中西医结合医院"。如今，上海市中西医结合医院已发展成为一所具有明显特色的三级甲等中西医结合医院、上海中医药大学附属医院。从上海公共租界工部局巡捕医院开始，到如今"精、融、创、和"医院精神的秉持，八十几载传承中，中西医结合人始终将"业贯中西、博采众长、特色创新、精诚奉献"的理念作为自己的服务宗旨。

提倡中西医并重、弘扬中西医文化、普及中医药知识一直是中西医结合人不懈努力的内容，科普读物的编写也是这一内容的重要组成部分。医学科普读物是拉近医护工作者和患者距离的有力工具，通过深入浅出、平实易懂的文字，能够让人们更好地了解医学、理解医生，也能使医生和患者之间的沟通更加顺畅。

本院相关科室医护工作者积极编写了"你应该知道的医学常识"大型医学知识普及系列，通过临床鲜活的病例介绍和医生丰富的经验记录，强调突出中西医结合诊断及治疗特色，着眼于人们的实际需求，为人们提供更具参考性、更为通俗易懂的医学知识，提高人们对医学科学知识的了解。此次"你应该知道的医学常识"大型医学知识普及系列的编写,也是我院在常见病患者及普通人群健康管理方面所做的一次努力。

我相信,无论对于患者、健康关注者还是临床医护人员,这都是一套值得阅读的好书!

上海中医药大学附属上海市中西医结合医院院长

2016 年 11 月

前　言

　　本书是为了适应我国中医护理事业的发展和提高人们对中医操作技术的认识，为大众提供更具参考性、可操作性的医学知识而编写的。该书结合读者特点和在日常生活中的实际需要，认真总结和汲取其他相关书籍的成功经验，力求在内容上体现继承与创新相结合，理论与实践相结合，穴位按摩与生活相结合，突出穴位按摩的优势。采用通俗易懂的语言，每个穴位配以相应的图片，让读者一看就懂、一学就会，达到可模仿、可操作的目的，真正将穴位按摩应用到平时生活的方方面面。

　　本书分为三章，第一章基础知识，内容包括穴位按摩相关知识介绍，切实回答读者常见问题。第二章常见症状与疾病的穴位按摩，内容包括十五个常见症状和十个常见疾病的穴位按摩。第三章是养生保健与穴位按摩，内容包括大众日常关注的二十五个养生保健穴位按摩。

　　本书编写分工：第一章由蔡敏、周红蔚、曹程飞编写，第二章第一节症状部分由高璐璐、姚丽文、徐圆圆编写，第二章第二节疾病部分由高瑶娟、黄缨、龚佐菊编写，第三章由周红蔚、智慧、吕丽丽编写。

　　本书的编写得到了上海市中西医结合医院院领导、科主任及科学出版社的大力支持，在此一并致谢。

由于编者水平有限及缺乏编写经验，书中或许存在不当之处，敬请各位专家和广大读者提出宝贵建议，以便修订再版。

主编

2017 年 9 月

目 录

第一章　基础知识

一、穴位是什么？

穴位，俗称"穴道"，又称"腧穴""孔穴""气穴"等，是人体脏腑经络气血输注于体表的部位，也是脉气所发的孔道；是疾病的反应点，也是针灸推拿等治疗方法的刺激点。通俗地说，人体穴位是既与神经系统密切相关，又与血管、淋巴管、肌肉等组织有关的复杂综合结构。我们可以将人体的经络比作火车铁轨，气血比作火车，而每一个穴位则是一个个车站，按摩穴位就相当于开放车站，可使火车上的气血更好地流通，从而使人体的不适症状得到缓解。

人体的穴位很多，大体可分为经穴（又称十四经穴）、奇穴（又称经外奇穴）、阿是穴（又称"不定穴""天应穴"）、耳穴四大类。经穴是归属于十二经脉与任脉、督脉的穴位。奇穴归属于十四经穴以外，位置固定，具有奇特的疗效。阿是穴是在病变局部或者与病变相关的压痛点、敏感点、阳性反应点。耳穴是分布于耳郭上的穴位，与脏腑、经络密切联系，因此人体的各部分生理变化可以协助治疗疾病，也可以起到保健作用。

二、如何准确找到穴位？

在相关描述中经常可以读到：某穴位在某骨之间或者凹槽处等。这是因为大部分穴位都处于骨骼间隙的两端和中间，或凹陷里，或肌肉、肌腱的相应位置。如果两者都不是，那么这个穴位的下面也一定有较大的血管或较多的体液经过，如手部、腹部。究其原因，可能是这些位置特殊的解剖结构，易导致血液或体液在流通过程中停滞于此，从而形成穴位这种特殊的现象。那我们应该如何准确定位穴位呢?

1. 解剖标志定位法　此方法是以人体解剖标志(指在人体表面可以看到或摸到的由骨头或肌肉的某些部分所形成的隆起或凹陷)作为定位的依据,对穴位进行划分。

(1)固定标志:借助人体各个部位的骨节、肌肉所形成的隆起和凹陷、五官轮廓、发际指甲、乳头等自然姿势下可见的标志(图1-1、图1-2),如天枢穴位置为脐中旁开2寸(固定标志)。

(2)活动标志:借助人体各个部位的关节、肌肉、肌腱(俗称"筋")、皮肤随着活动而出现空隙、凹陷、皱纹、尖端等在活动姿势下才会出现的标志,如颊车位置为下颌角前上方约一横指,当咀嚼时咬肌隆起,按之凹陷处(活动标志)。

(3)穴位定位时常用的解剖标志:

1)尺侧和桡侧(图1-1)。

2)胫骨(图1-1)。

3)斜方肌(图1-2)。

4)胸锁乳突肌(图1-1)。

5)第7颈椎棘突、第1胸椎棘突、第12胸椎棘突、第5腰椎棘突(图1-2)。

第3～7胸椎棘突、第11胸椎棘突、第4腰椎棘突、第2骶椎棘突:人体共有7个颈椎棘突、12个胸椎棘突、5个腰椎棘突、5个骶椎棘突。在低头时看到和摸到颈部最高突起的部位为第7颈椎棘突,然后依次往下数可以进行定位。

6)尺侧腕屈肌腱、桡侧腕屈肌腱、掌长肌腱(图1-1)。

7)髌底(图1-1)。

8)半腱肌(图1-2)。

9)髌韧带(图1-1)。

10)鼻唇沟,又称"人中沟"(图1-1)。

11)乳突,耳垂后方的骨性隆起(图1-2)。

2. 手指同身寸取穴法　包括中指同身寸、拇指同身寸、横指同身寸。

(1)中指同身寸:中指中节桡侧两端纹头间的距离约为1寸(图1-3)。

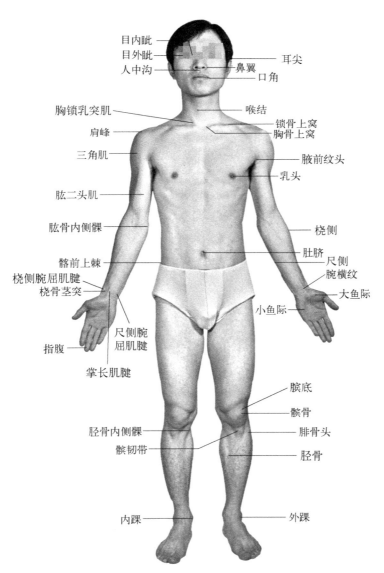

图1-1 体表固定标志(前面)

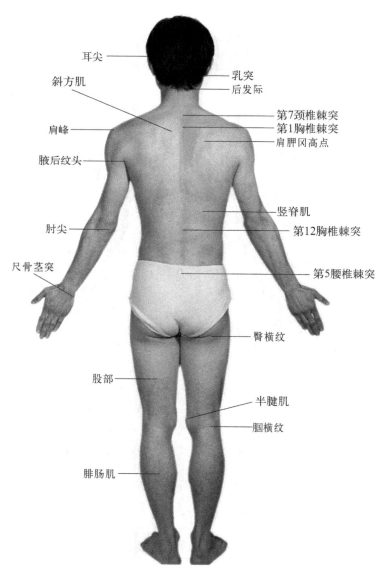

耳尖

斜方肌

肩峰

腋后纹头

肘尖

尺骨茎突

乳突
后发际

第7颈椎棘突
第1胸椎棘突
肩胛冈高点

竖脊肌
第12胸椎棘突

第5腰椎棘突

臀横纹

股部

半腱肌

腘横纹

腓肠肌

图1-2　体表固定标志（后面）

（2）拇指同身寸：拇指的指间关节的宽度约为1寸（图1-4）。

（3）横指同身寸：食指、中指、无名指及小指四指并拢，以中指中节横纹为标准，四指的宽度约为3寸（图1-5）。

3. 骨度分寸定位法　古代称为"骨度法"，即将两骨节之间的长度折量为一定的分寸，用于确定穴位确切位置的方法（图1-6～图1-8）。

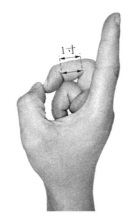

图1-3　中指同身一寸法

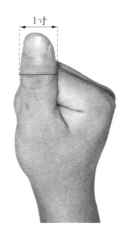

图1-4　拇指同身一寸法

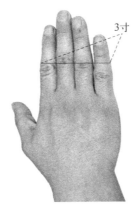

图1-5　横指同身三寸法

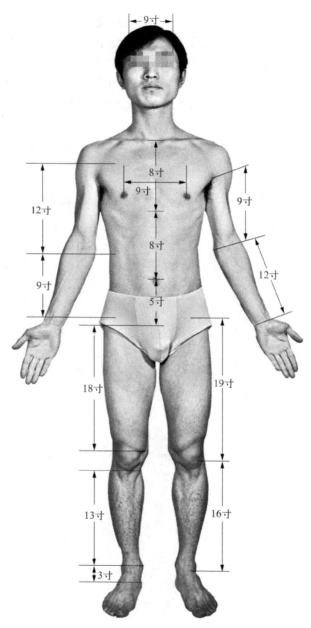

图1-6 骨度分寸（前面）

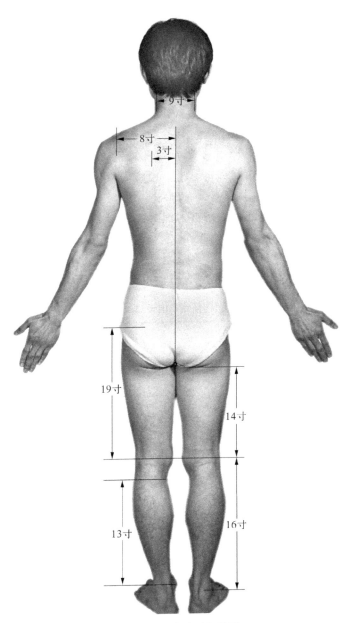

图1-7 骨度分寸（后面）

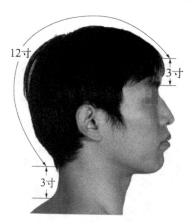

图1-8 骨度分寸(头部正中线)

三、常用穴位有哪些?

日常生活中常用穴位的穴名、定位、部分主治见表1。

表1 常用穴位一览表

穴名	定 位	部 分 主 治
列缺	两手虎口交叉,食指尖下所指的筋的稍为凹陷处(图1-9)	头痛、咳喘、咽痛
尺泽	肘横纹中,肱二头肌肌腱桡侧凹陷处(图1-10)	咳嗽、哮喘、咽喉肿痛
合谷	在手背,位于第1、第2掌骨之间,第2掌骨桡侧中点处(图1-11)	高血压、头痛
曲池	在肘横纹外侧端,弯曲手臂,尺泽与肱骨外上髁连线中点处(图1-12)	上肢关节痛、偏瘫、肩背痛
迎香	在鼻翼外缘中点旁开0.5寸,鼻唇沟中处(图1-13)	鼻塞、鼻炎
天枢	在腹部的中央,位于脐旁边2寸位置处(图1-14)	急慢性肠炎、痢疾、便秘
足三里	在小腿前外侧,外膝眼下3寸,距胫骨前缘一横指处(图1-15)	胃病、神经痛、强身防病
三阴交	在小腿内侧,足内踝尖上3寸,胫骨内侧缘后方处(图1-16)	月经不调、痛经、遗尿、消化不良

续　表

穴名	定　　　位	部 分 主 治
涌泉	在足底,脚趾弯曲时足前部凹陷处(图1-17)	头痛、眩晕、昏迷中暑
内关	在前臂掌侧,腕横纹正中直上2寸,两筋之间处(图1-18)	胃痛、恶心、呕吐
外关	在前臂背侧,腕背横纹上2寸,尺骨与桡骨之间处(图1-19)	热病、偏瘫、麻痹、胁痛
风池	在颈部,枕骨之下,胸锁乳突肌与斜方肌上端之间的凹陷处(图1-20)	感冒、头痛
大椎	在后正中线上,第7颈椎棘突下凹陷处(图1-21)	热病、外感、咳嗽、哮喘
百会	在头部,前发际正中直上5寸,或两耳尖连线的中点处(图1-22)	高血压、中风失语、颈椎病
水沟	在面部,人中沟的中上1/3交界处(图1-23)	休克、虚脱、中暑、昏迷
中脘	在上腹部,前正中线脐上4寸处(图1-24)	胃痛、腹胀、腹泻、呕吐、消化不良、黄疸
膻中	在胸部,两乳头连线的中点处(图1-25)	咳喘、胸闷、胸痛、心烦
印堂	在额部,两眉头连线的中点处(图1-26)	头痛、眩晕、失眠、眼病
太阳	在颞部,眉毛的末端与外眼角之间,向后约1寸的凹陷处(图1-27)	眼痛、上牙痛、面瘫

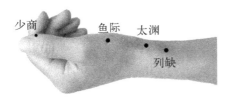

图1-9　列缺

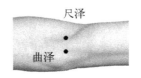

图1-10　尺泽

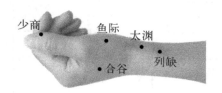

图1-11 合谷

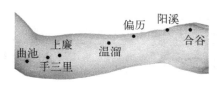

图1-12 曲池

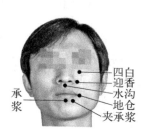

图1-13 迎香

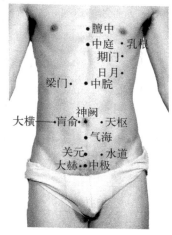

图1-14 天枢

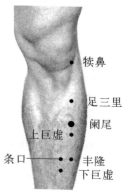

图1-15 足三里

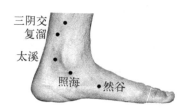

图1-16 三阴交

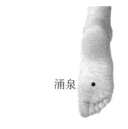

图1-17　涌泉

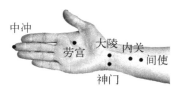

图1-18　内关

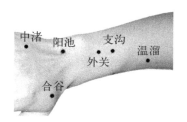

图1-19　外关

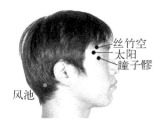

图1-20　风池

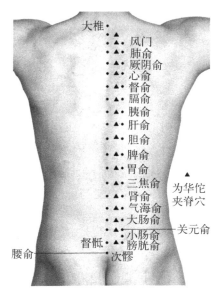

图1-21　大椎

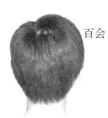

图1-22　百会

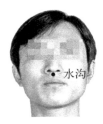

图1-23　水沟

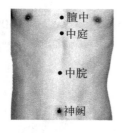

图1-24　中脘

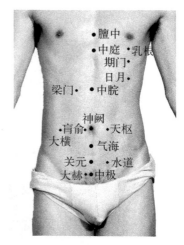

图1-25　膻中

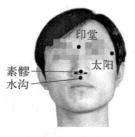

图1-26　印堂

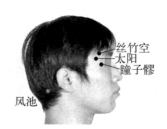

图1-27　太阳

四、穴位定位时的常用体位有哪些？

1. 正坐位　端正地坐于椅子上，抬头挺胸，松肩垂肘，十指舒展，掌心向下，轻放于大腿膝部。两腿平行分开，与肩同宽，小腿与地面垂直，膝关节屈曲90°。如定位翳风穴时。

2. 俯卧位　身体腹部朝下，头偏向一侧，双手放于头部两侧，双脚舒适地摆放。如定位肺俞穴时。

3. 仰卧位　面部朝上，身体腹部也朝上，双手放于身体两侧，双脚舒服地摆放。如定位中脘穴时。

4. 屈膝位　仰卧位,弯曲膝盖。如定位膝眼穴时。

5. 盘腿坐位　正坐位,两条腿弯曲交叉,平放坐着。如定位涌泉穴时。

6. 卧位高枕仰头　仰卧位,头下垫一个较高的枕头。如定位天突穴时。

五、穴位按摩是什么,有哪些益处?

1. 穴位按摩的含义　穴位按摩是以中医理论为基础,根据中医经络学说,运用按摩手法在人体的特定部位(穴位、疼痛部位等)进行疾病治疗与预防保健的方法。

2. 穴位按摩的益处

(1)穴位按摩,随着人体经络的运行,可使体内的血液流动畅通,从而促进血液循环,改善微循环,保证人体的代谢平衡,生命活动的正常进行。

(2)穴位按摩,可刺激体内胃肠的气血运行,从而促进胃肠蠕动和胃分泌功能,增强消化功能,增加食欲。

(3)按摩体表穴位,可使富有大量血管、淋巴管、汗腺和皮脂腺的皮肤代谢通畅,从而促进皮肤呼吸,增加皮肤弹性。

(4)穴位按摩,能够加强体内血液的流通,增加血液与外界空气的气体交换,从而使得肺活量增加,肺功能提高。

(5)通过对穴位的刺激,起到扶正祛邪的治疗作用,扶助体内的正气,祛除邪气,从而增强体质,提高抗病能力,以达到战胜疾病、恢复健康的目的。

六、常用穴位按摩的手法有哪些?

1. 按法(图1-28)

· 操作 ·

用拇指的指腹或者手掌按压穴位,按压方向垂直向下,用力部位要紧贴皮肤,然后逐渐增加力道,但是不可用暴力突然按压。

· 适用部位 ·

全身各部位。

· 作用 ·

放松肌肉,活血止痛。

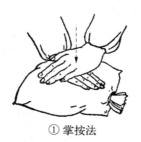

① 掌按法

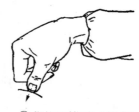

② 指按法(指腹或侧缘)

图1-28　掌按法、指按法

2. 一指禅推法（图1-29）

·操作·

用拇指的指腹或指尖用力，手腕的部位放松，沉肩、垂肘、悬腕，以肘部为支点，前臂摆动带动拇指关节的屈伸运动，摆动幅度要均匀一致。

·适用部位·

头面、脖子、胸腹、腰背和手脚等面积较小或者取穴不易的地方。

·作用·

舒筋活络，镇静安神，健脾和胃，祛瘀消积。

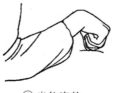

① 坐位姿势

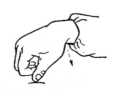

② 悬腕、手握空拳、拇指自然着力

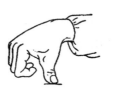

③ 腕部向外摆动

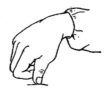

④ 腕部向内摆动

图1-29　一指禅推法

3. 推法（图1-30）

·操作·

用手指、手掌或肘部用力于一定部位上，进行单方向的直线摩擦。操作时，指、掌、肘部要紧贴皮肤，并且用力要均匀，速度要缓慢。

·适用部位·

肩背部、胸腹部、四肢等肌肉较丰富的地方。

·作用·

疏经通络，消瘀散结，促进血液循环。

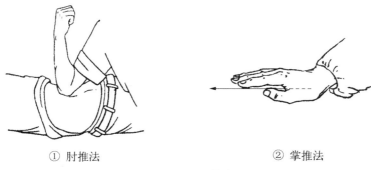

① 肘推法　　　　　　　　② 掌推法

图1-30　推法

4. 拿法（图1-31）

·操作·

用拇指与食指、中指两指或者拇指与剩下的四指一起用力，在一定部位或穴位上进行节律性地提捏。操作时用力由轻到重。

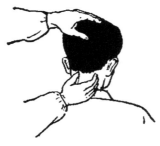

图1-31　拿法

·**适用部位**·

脖子、肩部、手脚等较厚的肌肉、筋腱处。

·**作用**·

舒筋活络,行气活血,清热散寒。

5. 揉法(图1-32)

·**操作**·

用手掌大鱼际、掌根或拇指的指腹用力,手腕关节或掌指做轻柔缓和的摆动。操作时用力轻柔,动作协调有节律。

·**适用部位**·

全身各部位。

·**作用**·

疏经通络,宽胸理气,醒神开窍,消积导滞,消肿止痛。

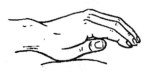　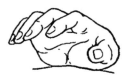

① 大鱼际揉法　　　　　　　② 掌根揉法

图1-32　揉法

6. 点法(图1-33)

·**操作**·

点法有拇指点和屈指点两种。拇指点是用拇指点压体表的部位或穴

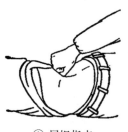　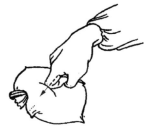

① 屈拇指点　　　　　　　② 屈食指点

图1-33　点法

位。屈指点有屈拇指点和屈食指点两种：屈拇指点是用拇指指间关节桡侧点压体表，屈食指点是用食指近侧指间关节点压体表。

· **适用部位** ·

全身各穴位或部位。

· **作用** ·

解痉止痛，舒筋通络。

7. 捻法（图1-34）

· **操作** ·

用拇指和食指的指面捏住一定穴位或部位，两指相对做快速搓揉动作。操作时动作要灵活，用力要适中。

· **适用部位** ·

手脚的小关节。

· **作用** ·

理筋通络，滑利关节。

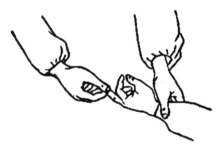

图1-34 捻法

8. 拍法（图1-35）

· **操作** ·

五指并拢，手指微屈，挥动手掌，用虚掌有节奏地拍打穴位所在的部位。操作时肩、肘、腕部要放松，以手腕发力，动作协调灵活，有弹性和节奏。

· **适用部位** ·

腰背部、臀部、手脚部位，如委中穴。

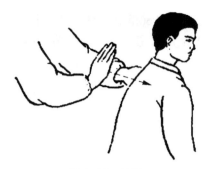

图1-35 拍法

· **作用** ·

疏通经络,活血理筋,滑利关节。

七、穴位按摩的力度如何把握?

一般当身体虚弱或疾病较轻微时,按摩的力度和频次应稍微轻柔、舒缓些,如揉面粉样;当身体较为强壮或病情较重时,按摩的力度和频次则必须激烈、急切些,如打快板样;正常人、一般体质者力度适中。原则上以被按摩者感觉轻松舒适并在此过程中解除病痛为最佳的按摩力度。

八、穴位按摩的最佳时间是什么? 最佳频次是多少?

1. 最佳按摩的时间

(1)早起后:早上刚醒来,气血最平稳,宜按摩。

(2)睡前:晚上睡前准备休息,心情一般比较放轻,也适合按摩。

2. 禁忌按摩的时间

(1)饭后半小时内:饭后,人体的血液集中在胃肠,此时若按摩,易造成消化不良。

(2)饥饿或疲劳时:人体若处于饥饿或疲劳时,体内血糖偏低,按摩反而会耗损能量。

(3)酒后:喝酒后最好不要按摩,易发生呕吐不适的症状。

(4)大运动量后:进行大运动量后身体血液循环加快,此时按摩会引起缺氧、昏倒。

(5)情绪激动时:在大悲、大喜、大怒等情绪激动的情况下,人体气血不平稳,立即按摩易导致不适,甚至昏倒。

（6）月经期：月经期时要排出子宫内的经血，有些穴位会刺激神经反射而造成子宫平滑肌收缩，形成经血量过多等情况，但在经期前并不会产生影响。

3. 最佳按摩的频次　按摩时间以每天1次，每次20～30分钟为宜。按摩的频次根据不同的按摩手法略有不同，其中按法、一指禅推法、揉法、捻法和拍法的常用频次为120～160次/分，点法和抹法的常用按摩频次为100～120次/分，推法和拿法的常用按摩频次为80～100次/分。按摩的疗程一般根据病情、病人体质等情况决定，发病时间短、病情较轻者10天左右为一个疗程，慢性病患者1～2个月为一个疗程。

九、穴位按摩前应该做哪些准备工作？

（1）了解按摩部位，摆好合适舒服的按摩体位以便操作。

（2）保证环境舒适，避免噪声，放松心情，消除紧张感。

（3）注意保暖，准备好一杯温开水和一条大毛巾或者毯子。冬天最好按摩前先把双手搓热，可以提高按摩的效果。

（4）洗净双手，剪短指甲，拿下戒指等饰品。

十、穴位按摩时会有什么感觉？

穴位按摩的过程中，正常情况下会有一定的酸胀感，假如没有任何的感觉，应当停止按摩，检查一下是否按对了穴位，或者适当地加大按摩力度后再感受一下是否有感觉。如果出现刺痛或疼痛到难以忍受，甚至大叫出来，需要立即停止，求助医护人员。

十一、穴位按摩时会出现哪些异常情况？ 如何处理及预防？

1. 晕厥

（1）症状：突然头晕、恶心、面色苍白、神呆目定、手脚发凉、出冷汗，甚至出现惊厥和昏倒等症状。

（2）处理：当按摩中出现晕厥时，应立即停止按摩，平躺在空气流通处，并喝些茶和温开水，一般经过休息后能够好转和解除。如果晕厥严重，可采取掐水沟、拿肩井、拿合谷、掐十宣、按足三里等方法，促使其苏醒。

（3）预防：当患者紧张时，做好其思想工作，消除对按摩的恐惧感；对体质虚弱、空腹和第一次接触按摩的患者，手法不宜太重、时间不宜过长,并注意使室内保持空气流通和安静,防止晕厥现象的发生。

2. 破皮

(1)症状:皮肤表面有擦伤、出血、破损。

(2)处理:皮肤破损后应在破损的地方涂上红药水,然后接下来就不要再去碰,并防止感染。

(3)预防:按摩前剪短指甲,采取正确的手法,定位准确。

3. 骨折

(1)症状:按摩的地方疼痛感觉越来越强,并且不能活动。

(2)处理:出现骨折时,要及时去医院进行处理和固定。

(3)预防:对于特别瘦弱或者易造成骨折的患者,如骨质疏松的老年人和缺钙的人,要注意手法不要过重,活动范围应由小到大(但不要超过患者耐受程度),并密切注意患者耐受情况,以免引起骨折。

4. 出血

(1)症状:按摩的地方感觉又胀又痛,并且皮肤的颜色青紫。

(2)处理:微量的皮下出血或局部小块青紫时,一般不必处理,可以自行消退;若局部肿胀疼痛较剧烈时,青紫面积大且影响到活动时,可先做冷敷止血,再做热敷或在局部轻柔按摩,以促使局部瘀血消散吸收,若仍不能缓解疼痛症状,青紫面积未有减少,建议就医治疗。

(3)预防:按摩时手法不要太重,力度要适中。对急性软组织损伤的患者,不要急于使用湿热敷。一般在1～2天后,皮下出血停止,再配合使用湿热敷,可以防止出血现象。

十二、穴位按摩的适用人群是哪些?

1. 有疼痛性疾病的人　包括各种损伤、外科手术后引起的疼痛等,但是务必排除急腹症。

2. 有骨伤科疾病的人　各种扭伤、颈椎病、肩周炎及劳损类疾病等。

3. 有部分内科疾病的人　如头痛、感冒、咳喘、失眠、高血压、冠心病、糖尿病、便秘、腹泻等。

4. 有部分外科疾病的人　如术后肠粘连、冻疮、压疮等。

5. 有部分妇科疾病的人　如月经不调、痛经、更年期综合征等。

6. 有部分儿科疾病的人　如小儿感冒、小儿腹泻、呕吐、消化不良、遗尿等。

7. 有部分五官科疾病的人　如咽炎、鼻炎、青少年近视、青春痘、黑眼圈、眼袋等。

十三、穴位按摩的禁忌人群是哪些?

（1）年老体弱、病重、极度虚弱的人不宜做。

（2）皮肤破损、感染、烫伤或皮肤病严重的人不宜做。

（3）骨折及关节脱位的人不宜做。对怀疑有骨折的患者进行穴位按摩之前,应当先明确是否有骨折或潜在骨折的存在,再决定是否可以进行穴位按摩。

（4）有严重的心血管疾病和肝肾疾病的人不宜做。

（5）精神情绪不稳定或有精神疾病的人不宜做。

（6）有出血倾向或出血性疾病及凝血功能不好（如血友病）的人不宜做。

（7）有各种感染或化脓性疾病的人在感染化脓部位不宜做。

（8）孕期和月经期妇女的腰骶部和腹部及肩井、合谷、三阴交等一些活血通经的穴位不宜做（痛经和月经不调者在月经来潮前进行穴位按摩可以适当地缓解症状）。

（9）有各种传染病的人不宜做。

（10）有恶性肿瘤的人在癌变部位不宜做。

十四、穴位按摩的常见误区有哪些?

1. 按摩过程中的力度越大、感觉越痛越有效果　以按时有酸痛感,按后舒适轻松为宜。如果出现刺痛或疼痛到难以忍受,甚至大叫出来,都是不正常的,极有可能已经造成软组织的挫伤及皮下出血,当时可能没有症状,但第2天症状会显现出来。

2. 按摩时间和次数越多越好　机体对任何刺激都有一定的耐受度,刺激过度,机体容易产生耐受性,不仅影响治疗和保健效果,而且容易损伤关节、韧带和软组织。

3. 只要身上痛就可以用穴位按摩来缓解　一般来讲,穴位按摩对于缓解身体上的劳损不适与疼痛具有一定的效果,但是穴位按摩并不是万能的,对于一些特殊的情况,不仅起不到疗效,反而会加重症状,如严重心脏病和高血压、外科急腹症、出血性疾病、关节脱位没有复位等。

4. 穴位按摩只适用于一些慢性病　穴位按摩不仅适用于慢性病,也可用于晕厥、出血等紧急抢救的辅助用穴。

5. 穴位按摩绝对安全,不会造成损伤　未按照不同情况选择穴位按摩,有可能造成不必要的损伤,甚至严重的后果。

十五、穴位按摩时的注意事项有哪些?

(1)环境要保持清净整洁,空气新鲜,房间内的温度要舒适,在胸部、腹部、背部及大腿处进行穴位按摩需要脱去衣裤时要注意保暖,注意隐私保护,且不要在有强烈光照和噪声的情况下进行按摩,以保证按摩过程中身心放松,肌肉松弛,呼吸自然,避免紧张情绪,否则会影响按摩的效果。

(2)通过穴位按摩治疗疾病或者缓解不适症状时,首先要搞清楚自己生了什么病或者是什么原因引起的不舒服,不可以随便按摩,否则不但没有任何效果,严重的话还会加重病情。

(3)穴位按摩时不但要保证取穴定位的准确性,还要根据不同的疾病、症状和按摩部位,选择舒适便利的体位,更要根据身体素质的强弱和在按摩过程中全身与局部反应及治疗后的变化来决定按摩操作时间、手法刺激强度与操作顺序,并随时加以适当调整。

(4)在穴位按摩过程中,如果出现昏倒、刺痛等不正常的情况,应该立即停止。

(5)穴位按摩后30分钟内一定要喝500毫升(约一瓶常见矿泉水的量)温开水,以促进新陈代谢(严重的心、肾疾病除外)。

(6)脚上按摩后不能立刻用冷水洗手、洗脚,一定要用温水将手和脚洗干净,同时双脚要注意保暖。全身按摩后不能冷水洗澡。

第二章　常见症状与疾病的穴位按摩

第一节　常见症状的穴位按摩

一、鼻塞

1. 迎香

·取穴·

正坐位，拇指或食指指尖按压鼻翼外缘中点旁、鼻唇沟中，即迎香穴（图2-1）。

·方法·

（1）手法：按法。

（2）频次：长按此穴持续时间0.5～1分/次，5～6次/天，鼻塞时按压。

2. 素髎

·取穴·

正坐位，手指指尖按压鼻尖部位，即素髎穴（图2-2）。

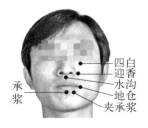

图2-1　迎香

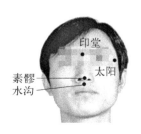

图2-2　素髎、印堂

·**方法**·

（1）手法：按法或揉法。

（2）频次：100～120次/分，持续时间2～3分钟，5～6次/天，鼻塞时按压。

3. 印堂

·**取穴**·

正坐位，拇指或食指指腹按压两眉头连线的中点凹陷处，即印堂穴（图2-2）。

·**方法**·

（1）手法：按法或揉法。

（2）频次：100～120次/分，持续时间2～3分钟，5～6次/天，鼻塞时按压。

二、发热

1. 风池

·**取穴**·

正坐位，拇指指腹按压颈后部枕骨两侧下方的胸锁乳突肌上端与斜方肌上端之间凹陷处，即风池穴（图2-3）。

·**方法**·

（1）手法：按法或揉法。

（2）频次：100～120次/分，持续时间3～5分钟，3～4次/天。

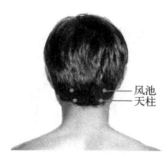
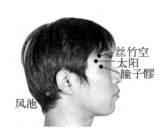

图2-3　风池

2. 大杼

·取穴·

俯卧位,拇指指腹按压脊柱区,第1胸椎棘突下,向左或向右旁开1.5寸,即大杼穴(图2-4)。

·方法·

(1)手法:按法或揉法。

(2)频次:100～120次/分,持续时间3～5分钟,3～4次/天。

3. 风门

·取穴·

俯卧位,拇指指腹按压脊柱区,第2胸椎棘突下,向左或向右旁开1.5寸,即风门穴(图2-5)。

·方法·

(1)手法:按法或揉法。

(2)频次:100～120次/分,持续时间3～5分钟,3～4次/天。

三、咳嗽

1. 大椎

·取穴·

俯卧位,拇指指腹按压脊柱区,第7颈椎棘突下凹陷中,后正中线上,即大椎穴(图2-5)。

·方法·

(1)手法:按法或揉法。

(2)频次:100～120次/分,持续时间3～5分钟,3～4次/天,咳嗽时按压。

2. 风门

·取穴·

俯卧位,拇指指腹按压脊柱区,第2胸椎棘突下,向左或向右旁开1.5

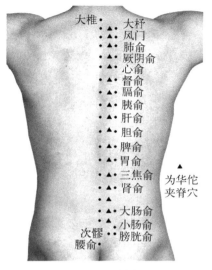

图2-4 大杼

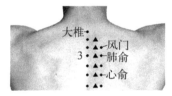

图2-5 风门、肺俞、大椎

寸即风门穴(图2-5)。

·**方法**·

(1)手法:按法或揉法。

(2)频次:100~120次/分,持续时间3~5分钟,3~4次/天,咳嗽时按压。

3. 肺俞

·**取穴**·

俯卧位,拇指指腹按压脊柱区,第3胸椎棘突下,向左或右旁开1.5寸,即肺俞穴(图2-5)。

·**方法**·

(1)手法:按法或揉法。

(2)频次:100~120次/分,持续时间3~5分钟,3~4次/天,咳嗽时按压。

四、恶心呕吐

1. 劳宫

·**取穴**·

正坐位,拇指指尖按压手掌,第3掌指关节近端,第2、第3掌骨之间偏于第3掌骨,或轻握拳时,中指指尖所对部位,即劳宫穴(图2-6)。

·**方法**·

(1)手法:按法或揉法。

(2)频次:100~120次/分,持续时间3~5分钟,3~4次/天,恶心呕吐时按压。

2. 中脘

·**取穴**·

仰卧位或正坐位,拇指指腹或大鱼际按压上腹部,前正中线上,脐上4寸处,即中脘穴(图2-7)。

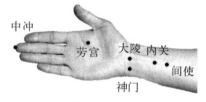

图2-6 劳宫

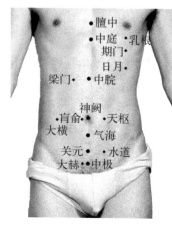

图2-7 中脘

·方法·

（1）手法：揉法。

（2）频次：100～120次/分，持续时间3～5分钟，3～4次/天，恶心呕吐时按压。

3. 足三里

·取穴·

屈膝位，拇指指腹按压小腿前外侧，当犊鼻下3寸，距胫骨前缘外1寸，或外膝眼下3寸处，即足三里穴（图2-8）。

·方法·

（1）手法：按法或揉法。

（2）频次：100～120次/分，持续时间3～5分钟，3～4次/天，恶心呕吐时按压。

五、打嗝

1. 督俞

·取穴·

俯卧位，拇指指腹按压脊柱区，第6胸椎棘突下，向左或向右旁开1.5寸处，即督俞穴（图2-4）。

·方法·

（1）手法：按法或揉法。

（2）频次：100～120次/分，持续时间3～5分钟，3～4次/天，打嗝时按压。

2. 膈俞

·取穴·

俯卧位，拇指指腹按压脊柱区，第7胸椎棘突下，向左或向右旁开1.5寸处，即膈俞穴（图2-9）。

·方法·

（1）手法：按法或揉法。

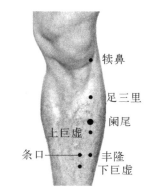

图2-8 足三里

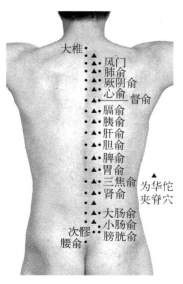

图2-9 膈俞

（2）频次：100～120次/分，持续时间3～5分钟，3～4次/天，打嗝时按压。

3. 天突

·**取穴**·

正坐位，拇指指腹按压颈前区，胸骨上窝凹陷处，或两锁骨连线中间的凹陷处，即天突穴（图2-10）。

·**方法**·

（1）手法：揉法。

（2）频次：60～100次/分，持续时间1～2分钟，3～4次/天，打嗝时按压。

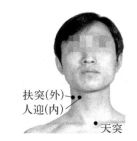

扶突(外)
人迎(内)
天突

图2-10　天突

六、食欲缺乏

1. 脾俞

·**取穴**·

俯卧位，拇指指腹按压脊柱区，第11胸椎棘突下，向左或向右旁开1.5寸处，即脾俞穴（图2-11）。

·**方法**·

（1）手法：按法或揉法。

（2）频次：100～120次/分，持续时间3～5分钟，3～4次/天。

2. 胃俞

·**取穴**·

俯卧位，拇指指腹按压脊柱区，第12胸椎棘突下，向左或向右旁开1.5寸处即胃俞穴（图2-11）。

·**方法**·

（1）手法：按法或揉法。

（2）频次：100～120次/分，持续时间3～5分钟，3～4次/天。

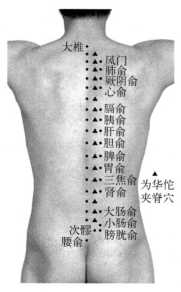

大椎
风门
肺俞
厥阴俞
心俞
膈俞
胰俞
肝俞
胆俞
脾俞
胃俞
三焦俞
肾俞
为华佗夹脊穴
大肠俞
小肠俞
次髎
膀胱俞
腰俞

图2-11　脾俞、胃俞、厥阴俞、心俞

3. 中脘

·取穴·

仰卧位或正坐位，拇指指腹或大鱼际按压上腹部，前正中线上，脐上4寸处，即中脘穴（图2-7）。

·方法·

（1）手法：揉法。

（2）频次：100～120次/分，持续时间3～5分钟，3～4次/天。

4. 足三里

·取穴·

屈膝位，拇指指腹按压小腿前外侧，当犊鼻下3寸，距胫骨前缘外1寸，或外膝眼下3寸处，即足三里穴（图2-8）。

·方法·

（1）手法：按法或揉法。

（2）频次：100～120次/分，持续时间3～5分钟，3～4次/天。

七、胸闷心悸

1. 厥阴俞

·取穴·

俯卧位，拇指指腹按压脊柱区，第4胸椎棘突下，向左或向右旁开1.5寸处，即厥阴俞穴（图2-11）。

·方法·

（1）手法：按法或揉法。

（2）频次：100～120次/分，持续时间3～5分钟，3～4次/天，胸闷心悸发作时按压。

2. 心俞

·取穴·

俯卧位，拇指指腹按压脊柱区，第5胸椎棘突下，向左或向右旁开1.5寸处，即心俞穴（图2-11）。

·方法·

（1）手法：按法或揉法。

（2）频次：100～120次/分，持续时间3～5分钟，3～4次/天，胸闷心悸发作时按压。

3. 膻中

· **取穴** ·

正坐位或仰卧位,拇指指腹按压上腹部,第4肋间隙,前正中线上,或两乳头连线的中间,即膻中穴(图2-12)。

· **方法** ·

(1)手法:按法或揉法。

(2)频次:100~120次/分,持续时间3~5分钟,3~4次/天,胸闷心悸发作时按压。

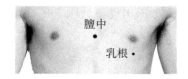

图2-12 膻中

4. 少府

· **取穴** ·

正坐位,拇指指尖按压手掌第5掌指关节近端,第4、第5掌骨之间,或轻握拳时小指指尖所对部位,即少府穴(图2-13)。

· **方法** ·

(1)手法:按法或揉法。

(2)频次:100~120次/分,持续时间3~5分钟,3~4次/天,胸闷心悸发作时按压。

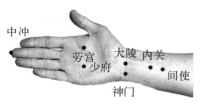

图2-13 少府

八、晕厥

1. 水沟

· **取穴** ·

仰卧位,拇指指尖按压,人中沟的上1/3与中1/3交点处,即水沟穴,俗称人中穴(图2-14)。

· **方法** ·

(1)手法:按法。

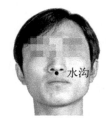

图2-14 水沟

（2）频次：每次长按此穴持续时间1～2分钟/次，晕厥发作时按压。

2. 兑端

·**取穴**·

仰卧位，拇指指尖按压，面部上唇结节的中点处，即兑端穴（图2-15）。

·**方法**·

（1）手法：按法。

（2）频次：每次长按此穴持续时间1～2分钟，晕厥发作时按压。

3. 十宣

·**取穴**·

仰卧位，拇指指尖按压十指尖端，距指甲游离缘0.1寸，左右共10个穴（图2-16）。

·**方法**·

（1）手法：按法。

（2）频次：每个穴位持续按压0.5～1分钟/次，晕厥发作时按压。

九、耳鸣耳聋

1. 听宫

·**取穴**·

正坐位，拇指或食指指腹按压面部，耳屏正中与下颌骨髁突之间，或微张口时，耳屏正中前缘凹陷处，即听宫穴（图2-17）。

·**方法**·

（1）手法：按法或揉法。

（2）频次：100～120次/分，持续时间3～5分钟，3～4次/天，耳鸣耳聋发作时按压。

2. 耳门

·**取穴**·

正坐位，拇指或食指指腹按压面部，耳屏上切迹与下颌骨髁突之间

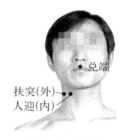

图2-15 兑端

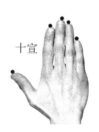

图2-16 十宣

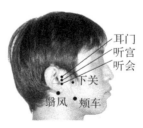

图2-17 听宫、耳门、听会、翳风

的凹陷中，或张口时，耳屏上切迹前的凹陷处，或听宫穴直上0.5寸处的凹陷中，即耳门穴（图2-17）。

·**方法**·

（1）手法：按法或揉法。

（2）频次：100～120次/分，持续时间3～5分钟，3～4次/天，耳鸣耳聋发作时按压。

3. 听会

·**取穴**·

正坐位，拇指或食指指腹按压面部，耳屏间切迹与下颌骨髁突之间的凹陷处，或张口时，耳屏间切迹前方的凹陷处，或听宫穴直下0.5寸处的凹陷中，即听会穴（图2-17）。

·**方法**·

（1）手法：按法或揉法。

（2）频次：100～120次/分，持续时间3～5分钟，3～4次/天，耳鸣耳聋发作时按压。

4. 翳风

·**取穴**·

正坐位，拇指指尖按压颈部，耳垂后方，乳突下端前方凹陷处（图2-17）。

·**方法**·

（1）手法：按法或揉法。

（2）频次：100～120次/分，持续时间3～5分钟，3～4次/天，耳鸣耳聋发作时按压。

十、头晕

1. 太阳

·**取穴**·

仰卧位或正坐位，拇指或食指指腹按压颞部，眉毛的末端与外眼角之间，向后约1寸的凹陷处，即太阳穴（图2-18）。

·**方法**·

（1）手法：按法或揉法。

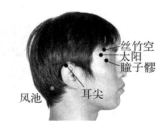

图2-18　太阳

（2）频次：100～120次/分，持续时间3～5分钟，3～4次/天，头晕时按压。

2. 风池

·取穴·

正坐位，拇指指腹按压颈后部枕骨两侧下方的胸锁乳突肌上端与斜方肌上端之间凹陷处即风池穴（图2-19）。

·方法·

（1）手法：按法或揉法。

（2）频次：100～120次/分，持续时间3～5分钟，3～4次/天，头晕时按压。

3. 肩井

·取穴·

正坐位，拇指指腹按压肩甲区第7颈椎棘突下与肩峰最外侧连线的中点，即肩井穴（图2-20）。

·方法·

（1）手法：按法或揉法或拿法。

（2）频次：100～120次/分，持续时间3～5分钟，3～4次/天，头晕时按压。

4. 涌泉

·取穴·

盘腿坐位，拇指指腹按压足底屈足卷趾时足心最凹陷处，即涌泉穴（图2-21）。

·方法·

（1）手法：按法或揉法。

（2）频次：100～120次/分，持续时间3～5分钟，3～4次/天，头晕时按压。

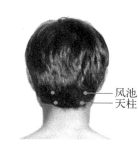

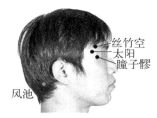

图2-19 风池

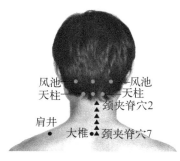

图2-20 肩井

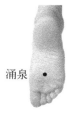

图2-21 涌泉

十一、头痛

1. 太阳

·**取穴**·

正坐位或仰卧位,拇指指腹按压头面部眉梢与目外眦之间,向后约1寸的凹陷处,即太阳穴(图2-18)。

·**方法**·

(1)手法:按法或揉法。

(2)频次:100～120次/分,持续时间3～5分钟,3～4次/天,头痛时按压。

2. 风池

·**取穴**·

正坐位,拇指指腹按压颈后部枕骨两侧下方的胸锁乳突肌上端与斜方肌上端之间凹陷处,即风池穴(图2-19)。

·**方法**·

(1)手法:按法或揉法。

(2)频次:100～120次/分,持续时间3～5分钟,3～4次/天,头痛时按压。

3. 头维

·**取穴**·

正坐位或仰卧位,拇指指尖按压头部额角发际直上0.5寸,头正中线旁开4.5寸处,即头维穴(图2-22)。

·**方法**·

(1)手法:按法或揉法。

(2)频次:100～120次/分,持续时间3～5分钟,3～4次/天,头痛时按压。

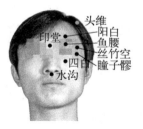

图2-22 头维

4. 百会

·**取穴**·

正坐位,拇指指腹或大鱼际按压头部,前发际正中直上5寸,或折耳,两耳尖向上连线的中点,即百会穴(图2-23)。

·**方法**·

（1）手法：按法或揉法。

（2）频次：100～120次/分，持续时间
3～5分钟，3～4次/天，头痛时按压。

5. 后溪

·**取穴**·

正坐位，拇指指腹按压手掌内侧，第5
掌指关节尺侧近端赤白肉际凹陷中，或半
握拳时，手掌内侧掌横纹末端赤白肉际处，
即后溪穴（图2-24）。

·**方法**·

（1）手法：按法或揉法。

（2）频次：100～120次/分，持续时间
3～5分钟，3～4次/天，头痛时按压。

十二、牙痛

1. 合谷

·**取穴**·

正坐位，拇指指尖按压手背，第1、第2
掌骨之间，第2掌骨桡侧中点处，即合谷穴
（图2-25）。

·**方法**·

（1）手法：按法或揉法。

（2）频次：100～120次/分，持续时间
3～5分钟，3～4次/天，牙痛时按压。

2. 颊车

·**取穴**·

正坐位，拇指指腹按压面颊部下颌角
前上方一横指处，或闭口咬紧牙关时咬肌
隆起处，放松时按之有凹陷处，即为颊车穴
（图2-26）。

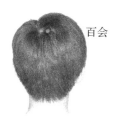

图2-23　百会

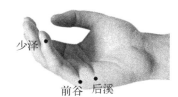

图2-24　后溪

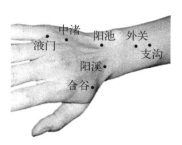

图2-25　合谷

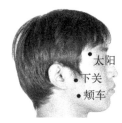

图2-26　颊车、下关

·方法·

（1）手法：按法或揉法。

（2）频次：100～120次/分,持续时间3～5分钟,3～4次/天,牙痛时按压。

3. 下关

·取穴·

正坐位,拇指指腹按压面颊部颧骨下缘中央与下颌切迹之间的凹陷处,或嘴闭合时耳屏前约1寸的凹陷处,张嘴时凹陷处消失,即下关穴（图2-26）。

·方法·

（1）手法：按法或揉法。

（2）频次：100～120次/分,持续时间3～5分钟,3～4次/天,牙痛时按压。

十三、心绞痛

1. 膻中

·取穴·

仰卧位或正坐位,拇指指腹按压上腹部,第4肋间隙,前正中线上,或两乳头连线的中间,即膻中穴（图2-27）。

·方法·

（1）手法：按法或揉法。

（2）频次：100～120次/分,持续时间3～5分钟,3～4次/天,心绞痛发作时按压。

2. 中庭

·取穴·

仰卧位,拇指指腹按压上腹部,前正中线上,剑胸结合处,即中庭穴（图2-28）。

·方法·

（1）手法：按法或揉法。

（2）频次：100～120次/分,3～5分钟/次,

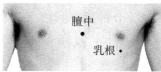

图2-27 膻中

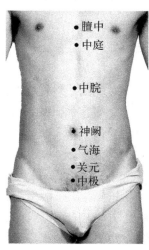

图2-28 中庭

心绞痛发作时按压,或3~4次/天。

3. 内关

·**取穴**·

仰卧位或正坐位,拇指指尖按压前臂前区,腕掌侧远端横纹上2寸,掌长肌腱与桡侧腕屈肌腱之间,或掌面向上,腕横纹上2寸,两筋之间即内关穴(图2-29)。

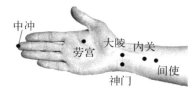

图2-29 内关、神门

·**方法**·

(1)手法:按法或揉法。

(2)频次:100~120次/分,持续时间3~5分钟,3~4次/天,心绞痛发作时按压。

4. 神门

·**取穴**·

仰卧位或正坐位,拇指指尖按压手腕的腕掌侧远端横纹尺侧端,尺侧屈腕肌腱的桡侧缘,或掌面向上,平腕横纹,内侧肌腱的内侧缘处即神门穴(图2-29)。

·**方法**·

(1)手法:按法或揉法。

(2)频次:100~120次/分,持续时间3~5分钟,3~4次/天,心绞痛发作时按压。

十四、胃痛

1. 胃俞

·**取穴**·

俯卧位,拇指指腹按压脊柱区,第12胸椎棘突下,向左或向右旁开1.5寸处即胃俞穴(图2-30)。

·**方法**·

(1)手法:按法或揉法。

(2)频次:100~120次/分,持续时

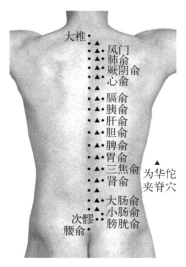

图2-30 胃俞

间3～5分钟,3～4次/天,胃痛时按压。

2. 建里

·取穴·

仰卧位,拇指指腹或大鱼际按压上腹部,前正中线上,脐上3寸处,即建里穴(图2-31)。

·方法·

(1)手法:揉法。

(2)频次:100～120次/分,持续时间3～5分钟,3～4次/天,胃痛时按压。

3. 中脘

·取穴·

仰卧位或正坐位拇指指腹或大鱼际按压上腹部,前正中线上,脐上4寸处,即中脘穴(图2-32)。

·方法·

(1)手法:揉法。

(2)频次:100～120次/分,持续时间3～5分钟,3～4次/天,胃痛时按压。

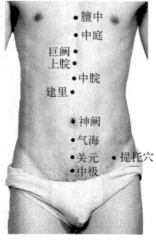

图2-31　建里、上脘、巨阙

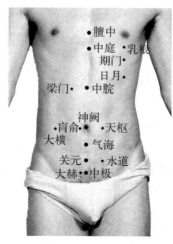

图2-32　中脘

4. 上脘

·**取穴**·

仰卧位,拇指指腹或大鱼际按压上腹部,前正中线上,脐上5寸处,即上脘穴(图2-31)。

·**方法**·

(1)手法:揉法。

(2)频次:100～120次/分,持续时间3～5分钟,3～4次/天,胃痛时按压。

5. 巨阙

·**取穴**·

仰卧位,拇指指腹或大鱼际按压上腹部,前正中线上,脐上6寸处,即巨阙穴(图2-31)。

·**方法**·

(1)手法:揉法。

(2)频次:100～120次/分,持续时间3～5分钟,3～4次/天,胃痛时按压。

十五、痛经

1. 次髎

·**取穴**·

俯卧位,拇指指腹按压骶区正对第2骶后孔处,或髂后上棘与第2骶椎棘突连线的中点凹陷处,即次髎穴(图2-33)。

·**方法**·

(1)手法:按法或揉法。

(2)频次:100～120次/分,持续时间3～5分钟,3～4次/天,痛经时按压。

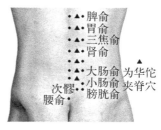

图2-33　次髎

2. 子宫

·**取穴**·

仰卧位,拇指指腹或大鱼际按压下腹部,脐下4寸,前正中线向左或向右旁开3寸处,即子宫穴(图2-34)。

·**方法**·

（1）手法：揉法。

（2）频次：100～120次/分，持续时间3～5分钟，3～4次/天，痛经时按压。

3. 关元

·**取穴**·

仰卧位，拇指指腹或大鱼际按压下腹部，脐下3寸，前正中线上，即关元穴（图2-35）。

·**方法**·

（1）手法：揉法。

（2）频次：100～120次/分，持续时间3～5分钟，3～4次/天，痛经时按压。

4. 气海

·**取穴**·

仰卧位，拇指指腹或大鱼际按压下腹部，脐下1.5寸，前正中线上，即气海穴（图2-36）。

·**方法**·

（1）手法：揉法。

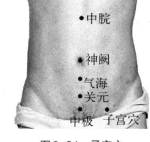

图2-34　子宫穴

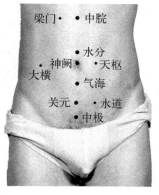

图2-35　关元

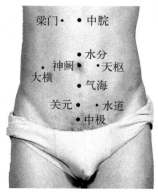

图2-36　气海

（2）频次：100～120次／分，持续时间3～5分钟，痛经时按压，或3～4次／天。

5. 三阴交

·取穴·

盘腿坐位，拇指指腹按压小腿内侧，足内踝尖直上3寸处，即三阴交穴（图2-37）。

·方法·

（1）手法：按法或揉法。

（2）频次：100～120次／分，持续时间3～5分钟，痛经时按压，或3～4次／天。

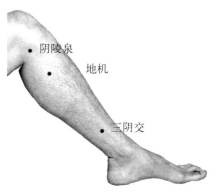

阴陵泉

地机

三阴交

图2-37　三阴交

第二节　常见疾病的穴位按摩

一、糖尿病

糖尿病是由遗传和环境因素相互作用而引起的一组以慢性高血糖为特征的代谢异常综合征，因胰岛素分泌或作用缺陷，或两者同时存在而引起糖类、蛋白质、脂肪、水和电解质等代谢紊乱，以三多一少（即多饮、多食、多尿、体重减轻），高血糖为主要表现。

对以下穴位联合按摩可以起到疏经通络、调和阴阳的作用。

1. 胰俞

·取穴·

位于人体的背部,在第8胸椎棘突下,左右旁开1.5寸处,膈俞穴与肝俞穴之间(图2-38)。

·方法·

(1)手法:可采用按法,拇指指尖按压,由轻到重,再由重到轻。以背部肌肉发热为宜。

(2)频次:20～30次/分,持续时间3～5分钟,2～3次/天。

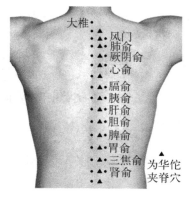

图2-38 胰俞、肺俞、脾俞

2. 肺俞

·取穴·

位于人体的背部,在第3胸椎棘突下,左右旁开1.5寸(图2-38)。

·方法·

(1)手法:可采用按法,拇指指尖按压,由轻到重,再由重到轻。以背部肌肉发热为宜。

(2)频次:20～30次/分,持续时间3～5分钟,2～3次/天。

3. 脾俞

·取穴·

位于人体的背部,在第11胸椎棘突下,左右旁开1.5寸处(图2-38)。

·方法·

(1)手法:可采用按法,拇指指尖按压,由轻到重,再由重到轻。以背部肌肉发热为宜。

(2)频次:20～30次/分,持续时间3～5分钟,2～3次/天。

二、高血压

高血压是以血压升高为主要临床表现的综合征,指安静状态下动脉血管内压力升高超过正常水平而表现出的综合症状。血压超过正常范围标准:舒张压≥90 mmHg,收缩压≥140 mmHg就是高血压。常见症状有头痛、头晕、疲劳、心悸、耳鸣等,但并不一定与血压水平成正比,可因过度疲劳、激动或紧张、失眠等加剧,休息后多可缓解。

对以下穴位联合按摩可以起到调和阴阳、扶正祛邪的作用。

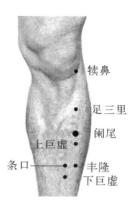

图2-39　丰隆、足三里

1. 丰隆

· 取穴 ·

位于人体的小腿前外侧,外踝尖上8寸,条口穴外,距胫骨前缘二横指(图2-39)。

· 方法 ·

(1)手法:可采用按法,按压手法用力可略大,时间稍短,有轻微疼痛感为宜。

(2)频次:20～30次/分,持续时间1～3分钟,1次/天。

2. 足三里

· 取穴 ·

位于小腿外侧,犊鼻下3寸处(图2-39)。

· 方法 ·

(1)手法:可采用按法或揉法,拇指指尖按压,由轻到重,再由重到轻,按压部位有酸胀感。

(2)频次:20～30次/分,持续时间3～5分钟,2～3次/天。

3. 百会

· 取穴 ·

位于头部,后发际正中上7寸,当两耳尖直上,头顶正中(图2-23)。

· 方法 ·

(1)手法:可采用按法或揉法,拇指指尖按压,由轻到重,再由重到轻,按压部位有酸胀感。

(2)频次:20～30次/分,持续时间3～5分钟,2～3次/天。

4. 内关

· 取穴 ·

位于前臂掌侧,当曲泽与大陵的连线上,腕横纹上2寸,掌长肌腱与桡侧腕屈肌腱之间(图2-29)。

·方法·

（1）手法：可采用按法或揉法，拇指指尖按压，由轻到重，再由重到轻，按压部位有酸胀感。

（2）频次：20～30次/分，持续时间3～5分钟，2～3次/天。

三、颈椎病

颈椎位于头颅和胸廓之间，由7个椎体、6个椎间盘等组合而成，常因低头劳作、用枕不合理、外伤等导致椎间盘慢性退行性改变，当机体功能失调、外伤劳累压迫神经、血管和周围软组织等时，引起相应的症状。颈椎病常见以下两种类型：一是神经根型颈椎病，以颈、肩、背、上肢疼痛麻木为主。喜热恶寒，后颈部可触及条索状物并有压痛。二是椎动脉型颈椎病，表现为发作性眩晕、头痛、耳鸣、肢体抬举无力、腰膝酸软、步履蹒跚，甚至瘫痪。

对以下穴位联合按摩可以起到疏经通络、调和阴阳、扶正祛邪的作用。

1. 风池

·取穴·

位于颈部，与风府相平，胸锁乳突肌与斜方肌上端之间的凹陷处（图2-40）。

·方法·

（1）手法：可采用按法或揉法，拇指指尖按压，由轻到重，再由重到轻，按压部位有酸胀感。

（2）频次：20～30次/分，持续时间3～5分钟，2～3次/天。

2. 肩井

·取穴·

位于肩上，前直对乳中，当大椎穴与肩峰端连线的中点（图2-40）。

·方法·

（1）手法：可采用按法或揉法，拇指指尖按压，由轻到重，再由重到轻，按压部位有酸胀感。

（2）频次：20～30次/分，持续时间

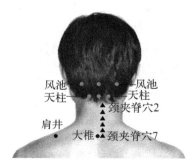

图2-40　风池、肩井

3～5分钟,2～3次/天。

3. 合谷

·**取穴**·

如左手取穴,右手拇指横纹平左手虎口处,指尖所对应的部位即合谷穴;右手取穴相同(图2-25)。

·**方法**·

(1)手法:可选用指按法或指揉法,拇指指尖按压,由轻到重,再由重到轻,按压部位有酸胀感。

(2)频次:20～30次/分,持续时间3～5分钟,2～3次/天。

四、腰椎间盘突出症

腰椎间盘突出症是指由腰椎间盘变性、纤维环破裂、髓核组织突出刺激和压迫马尾神经和神经根所引起的一组综合征,是腰腿痛最常见原因之一,以腰痛、下肢放射痛、间歇性跛行、马尾综合征为主要临床表现。

对以下穴位联合按摩可以起到疏经通络、扶正祛邪的作用。

1. 腰阳关

·**取穴**·

位于脊柱区,第4腰椎棘突下凹陷中,后正中线上,约以髂嵴相平(图2-41)。

·**方法**·

(1)手法:可选用指按法或指揉法,拇指指尖按压,由轻到重,再由重到轻,按压部位有酸胀感。

(2)频次:20～30次/分,持续时间1分钟,2～3次/天。

2. 环跳

·**取穴**·

侧卧屈股,与骶裂孔连线的外1/3与内2/3交界处(图2-42)。

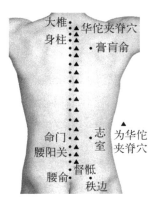

图2-41　腰阳关

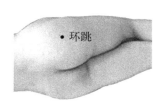

图2-42　环跳

·方法·

（1）手法：可选用指按法或指揉法，拇指指尖按压，由轻到重，再由重到轻，按压部位有酸胀感。

（2）频次：20～30次/分，持续时间1分钟，2～3次/天。

3. 承山

·取穴·

伸小腿或上提足跟时，小腿背侧中间肌肉收缩时会形成一个人字形分叉，人字形沟的顶点处即是（图2-43）。

·方法·

（1）手法：可选用指按法或指揉法，拇指指尖按压，由轻到重，再由重到轻，按压部位有酸胀感。

（2）频次：20～30次/分，持续时间1分钟，2～3次/天。

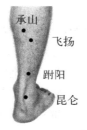

图2-43 承山

4. 委中

·取穴·

位于膝后区，腘横纹中点，当股二头肌与半腱肌肌腱的中间（图2-44）。

·方法·

（1）手法：可选用指按法，用拇指指腹垂直按压穴位，按压部位有酸胀感。

（2）频次：20～30次/分，持续时间1分钟，2～3次/天。

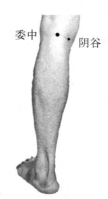

图2-44 委中

五、甲状腺功能亢进症

甲状腺功能亢进症是指由各种原因引起循环中甲状腺素异常过多而出现以全身代谢亢进为主要特征的疾病。主要临床表现是甲状腺肿、眼球突出，并伴有烦躁易怒、心悸失眠、畏热多汗、咽喉干燥、形体消瘦。

对以下穴位联合按摩可以起到疏经通络、调和阴阳的作用。

1. 人迎

· **取穴** ·

位于颈部，喉结旁，当胸锁乳突肌的前缘，颈总动脉搏动处（图2-45）。

· **方法** ·

（1）手法：可选用指按法或指揉法，拇指指尖按压，由轻到重，再由重到轻，按压部位有酸胀感。

（2）频次：20～30次/分，持续时间3～5分钟，2～3次/天。

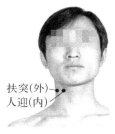

扶突(外)
人迎(内)

图2-45 人迎、扶突

2. 合谷

· **取穴** ·

如左手取穴，右手拇指横纹平左手虎口处，指尖所对应的部位即合谷穴；右手取穴相同（图2-25）。

· **方法** ·

（1）手法：可选用指按法或指揉法，拇指指尖按压，由轻到重，再由重到轻，按压部位有酸胀感。

（2）频次：20～30次/分，持续时间3～5分钟，2～3次/天。

3. 甲状腺反射区

· **取穴** ·

位于双脚脚底第1趾骨与第2趾骨之间，呈带状（图2-46）。

· **方法** ·

（1）手法：可采用揉法，将拇指（或食指、中指）的指腹按在穴位上，用手指做顺时针或逆时针揉动按压，按揉时手指要有一定力度。

（2）频次：20～30次/分，持续时间5～10分钟，2次/天。

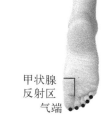

甲状腺
反射区
气端

图2-46 甲状腺反射区

六、冠状动脉粥样硬化性心脏病

冠状动脉粥样硬化性心脏病是指冠状动脉粥样硬化使血管腔狭窄、阻塞和（或）因冠状动脉功能性改变（痉挛）导致心肌缺血缺氧或坏死而引起的心脏病。临床表现包括心绞痛及心肌梗死，心绞痛以发作性胸痛为主要表现，疼痛出现后逐渐加重，持续3～5分钟，休息或含服硝酸甘油可迅速缓解。心肌梗死以持久的胸骨后剧烈疼痛为主要表现，多伴有大汗、烦躁不安、恐惧及濒死感，休息和服用硝酸甘油不能缓解。

对以下穴位联合按摩可以起到疏经通络、调和阴阳、扶正祛邪的作用。

1. 内关

·取穴·

位于前臂掌侧，当曲泽与大陵的连线上，腕横纹上2寸，掌长肌腱与桡侧腕屈肌腱之间（图2-29）。

·方法·

（1）手法：可采用按法或揉法，拇指指尖按压，由轻到重，再由重到轻，按压部位有酸胀感。

（2）频次：20～30次/分，持续时间3～5分钟，2～3次/天。

2. 郄门

·取穴·

位于前臂掌侧，当曲泽与大陵的连线上，腕横纹上5寸，掌长肌腱与桡侧屈肌腱之间（图2-47）。

·方法·

（1）手法：可采用按法或揉法，拇指指尖按压，由轻到重，再由重到轻，按压部位有酸胀感。

（2）频次：20～30次/分，持续时间3～5分钟，2～3次/天。

3. 神门

·取穴·

位于腕横纹尺侧端，尺侧腕屈肌腱的桡侧凹陷处（图2-48）。

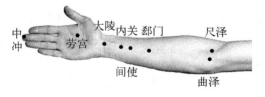

图2-47　郄门

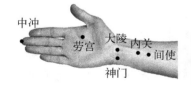

图2-48　神门

·方法·

（1）手法：可采用按法或揉法，拇指指尖按压，由轻到重，再由重到轻，按压部位有酸胀感。

（2）频次：20～30次/分，持续时间3～5分钟，2～3次/天。

七、急性乳腺炎

急性乳腺炎是乳腺的急性化脓性感染。多见于产后哺乳期的妇女，尤以初产妇多见。主要临床表现为患侧乳房胀痛，局部红肿、发热、有压痛性肿块，常伴有患侧腋窝淋巴结肿大和触痛。

对以下穴位联合按摩可以起到疏经通络、扶正祛邪的作用。

1. 足三里

·取穴·

位于小腿外侧，犊鼻下3寸处（图2-8）。

·方法·

（1）手法：可采用按法或揉法，拇指指尖按压，由轻到重，再由重到轻，按压部位有酸胀感。

（2）频次：20～30次/分，持续时间3～5分钟，2～3次/天。

2. 梁丘

·取穴·

屈膝，在大腿前面，当髂前上棘与髌底外端的连线上，髌底上2寸（图2-49）。

·方法·

（1）手法：用拇指指腹按压穴位，力度较大。

（2）频次：每次1分钟，每天3次。

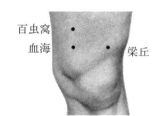

图2-49 梁丘

3. 太冲

·取穴·

位于足背侧，第1、第2趾跖骨连接部位中（图2-50）。

·方法·

（1）手法：按摩手法用力可以略大，按压

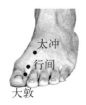

图2-50 太冲

时间较短,可以采用间歇按压法,一压一放,各2~3秒,穴下要有较强的刺激感,可以顺时针方向点压揉动。

(2)频次:20~30次/分,持续时间1~2分钟,2~3次/天。

八、月经失调

月经失调是指月经的周期、经量、经色、质出现异常,或伴随腰膝酸软、小腹胀满或疼痛等明显症状。

对以下穴位联合按摩可以起到疏经通络、调和阴阳的作用。

1. 血海

·取穴·

坐在椅子上,将腿绷直,在膝盖内侧会出现一个凹陷的地方,在凹陷的上方有一块隆起的肌肉,肌肉的顶端即为血海穴(图2-51)。

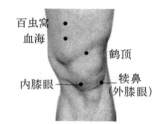

图2-51 血海

·方法·

(1)手法:可采用按法,两个拇指重叠按压,力量不宜过大,有酸胀感即可,要以轻柔为原则。

(2)频次:20~30次/分,持续时间2~3分钟,2次/天。

2. 关元

·取穴·

位于下腹部,身体前正中线上,脐中下3寸处(图2-35)。

·方法·

(1)手法:可采用按法或揉法,用中指指腹端按揉关元穴,以腹部有酸胀感为佳,要以轻柔为原则。

(2)频次:20~30次/分,持续时间5分钟,2次/天。

3. 三阴交

·取穴·

位于小腿内侧,内踝尖上3寸,胫骨内侧缘后方(图2-37)。

·方法·

(1)手法:采用按法,力度适中,以有酸胀感为宜。

(2)频次:20~30次/分,持续时间5分钟,2次/天。

4. 太溪

·**取穴**·

位于足内侧,内脚踝后方,内踝尖与
跟腱之间的凹陷处(图2-52)。

·**方法**·

(1)手法:采用按法,力度适中,用拇
指指腹端由上至下按压太溪穴。

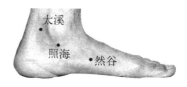

图2-52　太溪

(2)频次:20～30次/分,持续时间4分钟,2次/天。

九、胃炎

胃炎是指胃黏膜受到各种致病因子的反复侵袭,引起的胃黏膜的炎
症性变化,以胃痛、腹胀、嗳气、泛酸或呕吐、腹泻为主要临床表现。

对以下穴位联合按摩可以起到调和阴阳、扶正祛邪的作用。

1. 足三里

·**取穴**·

位于小腿外侧,犊鼻下3寸处(图2-8)。

·**方法**·

(1)手法:可采用按法或揉法,拇指指尖按压,由轻到重,再由重到
轻,按压部位有酸胀感为宜。

(2)频次:20～30次/分,持续时间3～5分钟,2～3次/天。

2. 内关

·**取穴**·

前臂掌侧,在曲泽与大陵的连线上,腕横纹上2寸,掌长肌腱与桡侧
腕屈肌腱之间(图2-29)。

·**方法**·

(1)手法:可采用按法或揉法,拇指指尖按压,由轻到重,再由重到
轻,按压部位有酸胀感为宜。

(2)频次:20～30次/分,持续时间3～5分钟,2～3次/天。

3. 中脘

·**取穴**·

位于上腹部,前正中线上,肚脐向上4寸,即为中脘穴(图2-32)。

·方法·

（1）手法：可采用揉法，取仰卧位，用食指和中指顺时针方向点揉，再逆时针方向点揉，由轻渐重，以感觉酸胀为度。

（2）频次：20～30次/分，顺时针方向、逆时针方向各持续2分钟，1～2次/天。

4. 太冲

·取穴·

位于足背侧，第1、第2趾跖骨连接部位中（图2-50）。

·方法·

（1）手法：按摩手法用力可以略大，按压时间较短，可以采用间歇按压法，一压一放，各2～3秒，穴下要有较强的刺激感，可以顺时针方向点压揉动。

（2）频次：20～30次/分，持续时间1～2分钟，2～3次/天。

十、脑卒中

脑卒中又名中风，由气血逆乱导致脑脉痹阻或血溢于脑，以突然晕倒、不省人事、半身不遂、口眼㖞斜、不语或语言不利为主要临床表现。轻者仅见半身不遂和口眼㖞斜，重者可见剧烈头痛、呕吐、昏仆等症。脑卒中具有起病急、变化快的特点。多见于中老年人，四季皆可发病，但以冬春两季最为多见。其发病率、致残率、病死率均较高，是严重影响人们生活质量和生存的重大疾病。急性发作期间不宜进行穴位按摩，经治疗后待生命体征平稳、病情稳定，以穴位按摩辅助作为康复治疗手段之一，提高生活质量。

对以下穴位联合按摩可以起到调和阴阳、扶正祛邪的作用。

（一）上肢取穴

1. 曲池

·取穴·

屈肘成直角，当肘弯横纹尽头处；或屈肘，于尺泽与肱骨外上髁连线的中点处取穴（图2-53）。

·方法·

（1）手法：可采用按法或揉法，

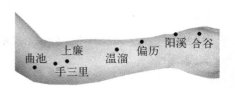

图2-53　曲池

拇指指尖按压，由轻到重，再由重到轻，按压部位有酸胀感为宜。

（2）频次：20～30次/分，持续时间3～5分钟，2～3次/天。

2. 手三里

·**取穴**·

位于前臂背面桡侧，在阳溪与
曲池穴连线上，肘横纹下2寸处
（图2-54）。

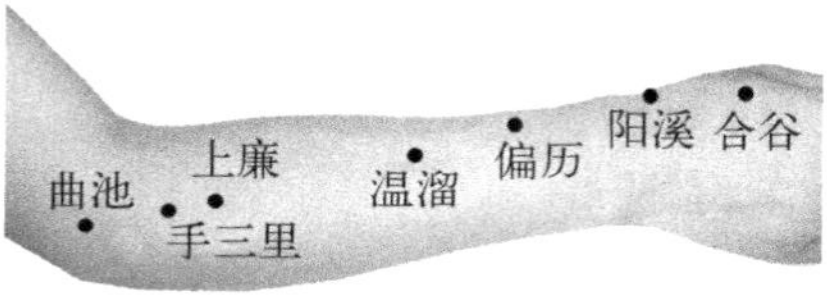

图2-54　手三里

·**方法**·

（1）手法：可采用按法或揉法，
拇指指尖按压，由轻到重，再由重到轻，按压部位有酸胀感为宜。

（2）频次：20～30次/分，持续时间3～5分钟，2～3次/天。

3. 合谷

·**取穴**·

如左手取穴，右手拇指横纹平左手虎口处，指尖所对应的部位即合谷
穴；右手取穴相同（图2-25）。

·**方法**·

（1）手法：可选用指按法或指揉法，拇指指尖按压，由轻到重，再由重
到轻，按压部位有酸胀感为宜。

（2）频次：20～30次/分，持续时间3～5分钟，2～3次/天。

（二）背部取穴

1. 肝俞

·**取穴**·

位于背部，当第9胸椎棘突下，旁开1.5寸（图2-55）。

·**方法**·

（1）手法：可采用按法或者揉法，用手指指腹端按揉肝俞穴。

（2）频次：20～30次/分，持续时间2分钟，可随时按摩。

2. 膈俞

·**取穴**·

位于第7胸椎棘突下，旁开1.5寸（图2-55）。

·**方法**·

（1）手法：可采用按法或者揉法，用手指指腹端按揉膈俞穴。

（2）频次：20～30次/分，持续时间2分钟，可随时按摩。

3. 肾俞

·**取穴**·

位于背部，第2腰椎棘突下，旁开1.5寸处（图2-55）。

·**方法**·

（1）手法：可采用按法或者揉法，用手指指腹端按揉肾俞穴。

（2）频次：20～30次/分，持续时间2分钟，可随时按摩。

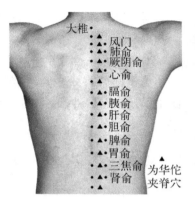

图2-55　肝俞、膈俞、肾俞

（三）下肢取穴

1. 阳陵泉

·**取穴**·

位于小腿外侧，当腓骨头前下方凹陷处。（图2-56）

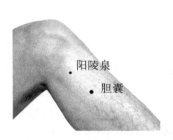

图2-56　阳陵泉

·**方法**·

（1）手法：用拇指顺时针方向按揉阳陵泉穴约2分钟，然后逆时针方向按揉2分钟。

（2）频次：20～30次/分，持续时间2分钟，可随时按摩。

2. 足三里

·**取穴**·

位于小腿外侧，犊鼻下3寸处（图2-8）。

·**方法**·

（1）手法：可采用按法或揉法，拇指指尖按压，由轻到重，再由重到轻，按压部位有酸胀感为宜。

（2）频次：20～30次/分，持续时间3～5分钟，2～3次/天。

3. 风市

·**取穴**·

位于大腿外侧中线上，腘横纹水平线上7寸，腹外侧肌与股二头肌之间，或直立垂手时，中指尖所点处是穴（图2-57）。

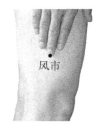

图2-57　风市

·**方法**·

（1）手法：可采用按法或揉法，拇指指尖按压，由轻到重，再由重到轻，按压部位有酸胀感为宜。

（2）频次：20～30次/分，持续时间3～5分钟，2～3次/天。

（四）头面部取穴

1. 印堂

·**取穴**·

位于额部，当两眉头之中间（图2-58）。

·**方法**·

（1）手法：将食指、中指并拢，用两指指腹揉按印堂穴。

（2）频次：20～30次/分，持续时间3～5分钟，2～3次/天。

2. 太阳

·**取穴**·

位于颞部，当眉梢与目外眦之间，向后约一横指的凹陷处（图2-58）。

·**方法**·

（1）手法：将拇指指腹以顺时针方向揉按太阳穴。

（2）频次：20～30次/分，持续时间3～5分钟，2～3次/天。

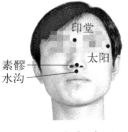

图2-58　印堂、太阳

3. 风池

·**取穴**·

位于颈部，与风府相平，胸锁乳突肌与斜方肌上端之间的凹陷处（图2-40）。

·方法·

（1）手法：可采用按法或揉法，拇指指尖按压，由轻到重，再由重到轻，按压部位有酸胀感。

（2）频次：20～30次/分，持续时间3～5分钟，2～3次/天。

第三章 养生保健与穴位按摩

一、促进食欲

1. 脾俞

·取穴·

俯卧位,位于背部,第11胸椎棘突下,旁开1.5寸(图3-1)。

·方法·

(1)手法:双手拇指或食指指尖垂直按压,然后做横向拨动,力度适中,以产生酸胀感为宜。

(2)频次:20～30次/分,持续时间3分钟,3～4次/天。

2. 三阴交

·取穴·

屈膝位,位于下肢,从内踝尖向上量取3寸,按压有一骨头为胫骨,胫骨后缘靠近骨边的凹陷处,即为三阴交(图3-2)。

·方法·

(1)手法:用拇指指腹按揉三阴交。

(2)频次:20～30次/分,持续时间5分钟,3～4次/天。

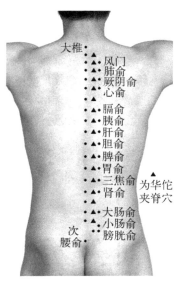

图3-1 脾俞

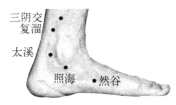

图3-2 三阴交

二、提神解乏

1. 太阳

·取穴·

正坐位,位于颞部、眉毛的末端与外眼角之间,向后约1寸的凹陷处(图3-3)。

·方法·

(1)手法:将拇指指腹以顺时针方向揉按太阳穴。

(2)频次:20～30次/分,持续时间2～3分钟,可长期按摩。

2. 劳宫

·取穴·

正坐位,位于人体手掌心,当第2、第3掌骨之间偏于第3掌骨,握拳屈指时中指尖处(图3-4)。

·方法·

(1)手法:用大拇指揉按劳宫穴。

(2)频次:20～30次/分,持续时间3～5分钟,可随时按摩。

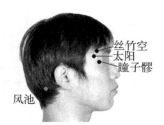

图3-3 太阳

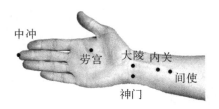

图3-4 劳宫

三、明目护眼

四白

·取穴·

正坐位,位于面部,瞳孔直下,眶下孔凹陷处(图3-5)。

·方法·

(1)手法:用食指指腹揉按四白穴。

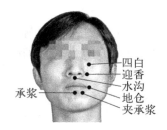

图3-5 四白

（2）频次：30～40次/分,持续时间2～3分钟,3次/天。

四、提高抵抗力

涌泉

·取穴·

盘腿坐位,位于足底前部凹陷处,第2、第3趾趾缝纹头端与足跟连线的前1/3处（图3-6）。

·方法·

（1）手法：用大拇指用力按揉涌泉穴。

（2）频次：30～40次/分,持续时间3～5分钟,3～4次/天。

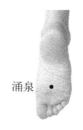

图3-6　涌泉

五、集中注意力

阳谷

·取穴·

正坐位,位于手腕尺侧,尺骨茎突与三角骨之间的凹陷处（图3-7）。

·方法·

（1）手法：用大拇指指尖按揉阳谷穴。

（2）频次：30～40次/分,持续时间3～5分钟,3次/天。

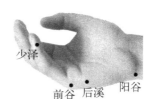

图3-7　阳谷

六、延缓记忆力减退

四神聪

·取穴·

正坐位,位于头顶部,百会前后左右各一寸,共四穴（图3-8）。

·方法·

（1）手法：用食指、中指点按四神聪穴。

（2）频次：20～30次/分,每个穴位持续时间3～5分钟,3次/天。

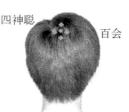

图3-8　四神聪

七、延缓衰老、祛皱

1. 印堂

·取穴·

正坐位,位于额部,两眉头之中间(图3-9)。

·方法·

(1)手法:将食指、中指并拢,用两指指腹揉按印堂穴。

(2)频次:20~30次/分,持续时间2~3分钟,3次/天。

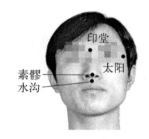

图3-9 印堂

2. 瞳子髎

·取穴·

正坐位,位于面部,目外眦旁,眶外侧缘(约0.3寸)处(图3-10)。

·方法·

(1)手法:用食指指腹揉按瞳子髎穴。

(2)频次:20~30次/分,持续时间3~5分钟,3次/天。

3. 天枢

·取穴·

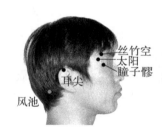

图3-10 瞳子髎

仰卧位,位于腹中部,距脐中2寸(图3-11)。

·方法·

(1)手法:用拇指指腹按揉天枢穴。

(2)频次:20~30次/分,持续时间1~3分钟,3次/天。

八、减少夜尿次数

1. 关元

·取穴·

仰卧位,位于下腹部,身体前正中线上,脐中下3寸处(图3-12)。

·方法·

(1)手法:用中指指腹端按揉关元穴。

(2)频次:20~30次/分,持续时间5分钟,3次/天。

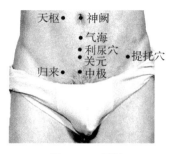
图3-11 天枢

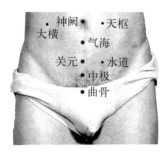
图3-12 关元

2. 曲泉

·取穴·

屈膝位,位于下肢膝内侧,屈膝时,膝关节内侧面横纹内侧端凹陷处(图3-13)。

·方法·

(1)手法:用食指指腹端按压曲泉穴做环状运动。

(2)频次:20～30次/分,持续时间3分钟,2次/天。

3. 太溪

·取穴·

屈膝位,位于足内侧,内脚踝后方,内踝尖与跟腱之间的凹陷处(图3-14)。

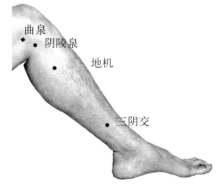
图3-13 曲泉

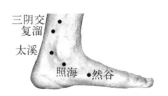
图3-14 太溪

·方法·

（1）手法：用拇指指腹端由上至下按压太溪穴。

（2）频次：20～30次/分，持续时间4分钟，2次/天。

4. 命门

·取穴·

俯卧位，位于腰部，身体后正中线上，第2腰椎棘突下凹陷处（图3-15）。

·方法·

（1）手法：用拇指指腹按揉命门穴。

（2）频次：20～30次/分，持续时间2分钟，2次/天。

5. 肾俞

·取穴·

俯卧位，位于背部，第2腰椎棘突下，旁开1.5寸处（图3-16）。

·方法·

（1）手法：用指腹端按揉肾俞穴。

（2）频次：20～30次/分，持续时间2分钟，2次/天。

九、改善手脚冰凉

1. 阳池

·取穴·

正坐位，位于手部，腕背横纹中，指伸肌腱的尺侧缘凹陷处（图3-17）。

·方法·

（1）手法：先以一只手的拇指按压另一手的阳池穴，再换过来按压。

（2）频次：20～30次/分，持续时

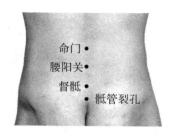

图3-15　命门

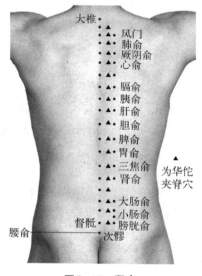

图3-16　肾俞

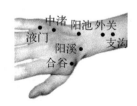

图3-17　阳池

间3～5分钟,2次/天。

2. 涌泉

·取穴·

盘腿坐位,位于足部,足底前部凹陷处,第2、第3趾趾缝纹头端与足跟连线的前1/3处(图3-6)。

·方法·

(1)手法:盘腿坐,用拇指从足跟向足尖方向的涌泉穴处,反复推搓30次;或用另一手手掌自然轻缓地拍打涌泉穴,以足底部有热感为适宜。

(2)频次:20～30次/分,持续时间3～5分钟,在感到身体发凉时可按摩。

十、预防更年期综合征

1. 足三里

·取穴·

屈膝位,位于下肢,小腿前外侧,外膝眼下3寸,距胫骨前缘一横指(中指),胫骨前肌上(图3-18)。

·方法·

(1)手法:用食指指腹垂直用力按压穴位,有酸胀麻的感觉。

(2)频次:20～30次/分,持续时间3分钟,2次/天。

2. 神门

·取穴·

正坐位,位于手部,位于腕侧部,腕掌侧横纹尺侧端,尺侧腕屈肌腱的桡侧凹陷处(图3-19)。

·方法·

(1)手法:用拇指指腹端按揉穴位,力度要轻。

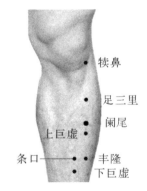

图3-18　足三里

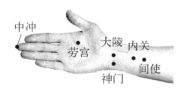

图3-19　神门

（2）频次：20～30次/分,持续时间3分钟,2次/天。

十一、缓解久坐腰痛

环跳

·**取穴**·

侧卧位,位于臀区,股骨大转子最凸点
与骶管裂孔连线上的外1/3与内2/3交点处
（图3-20）。

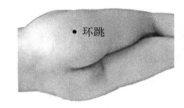

图3-20　环跳

·**方法**·

（1）手法：用大拇指指腹按揉环跳穴,
力度以有酸胀感为宜。

（2）频次：30～40次/分,持续时间3～5
分钟,3次/天,多于久坐后按摩。

十二、缓解久行小腿酸胀

1. 承山

·**取穴**·

俯卧位,位于下肢,伸小腿或上提足跟时,小腿背侧中间肌肉收缩时
会形成一个人字形分叉,人字形沟的顶点处即是承山穴（图3-21）。

·**方法**·

（1）手法：用四指轻握小腿前部,用拇指指腹用力点按穴位,尽量用
力,并坚持点住不要放松,直至肌肉痉挛缓解为止。

（2）频次：40～50次/分,持续时间2分钟,每次小腿肌肉疲劳时,即
可按摩。

2. 委中

·**取穴**·

俯卧位,位于下肢,腘横纹中点,股二头肌与半腱肌肌腱的中间（图
3-22）。

·**方法**·

（1）手法：用拇指指腹垂直按压穴位,从外侧按压。

（2）频次：40～50次/分,持续时间2分钟,直至痉挛缓解。

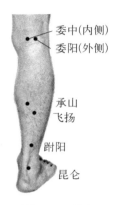

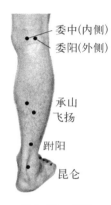

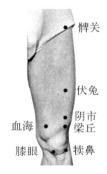

图 3-21　承山　　　　　　　　图 3-22　委中　　　　　　　图 3-23　膝眼

十三、预防久行膝盖疼痛

1. 膝眼

·取穴·

屈膝位，位于下肢，屈膝，在髌韧带两侧凹陷处，在内侧的称内膝眼，在外侧的称外膝眼（图3-23）。

·方法·

（1）手法：用双手拇指或单手拇指、食指二指指端同时按揉内、外膝眼穴。

（2）频次：30～40次/分，持续时间3分钟，2次/天。

2. 血海

·取穴·

屈膝位，位于下肢，大腿内侧，膝盖骨往上约1.5寸宽处（图3-24）。

·方法·

（1）手法：用双手拇指先顺时针方向按揉，然后逆时针方向按揉。

（2）频次：30～40次/分，每个方向，持续时间1分钟，2次/天。

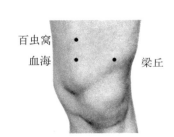

图3-24　血海

3. 梁丘

·取穴·

屈膝位,位于下肢,屈膝,在大腿前面,髂前上棘与髌底外端的连线上,髌底上2寸(图3-25)。

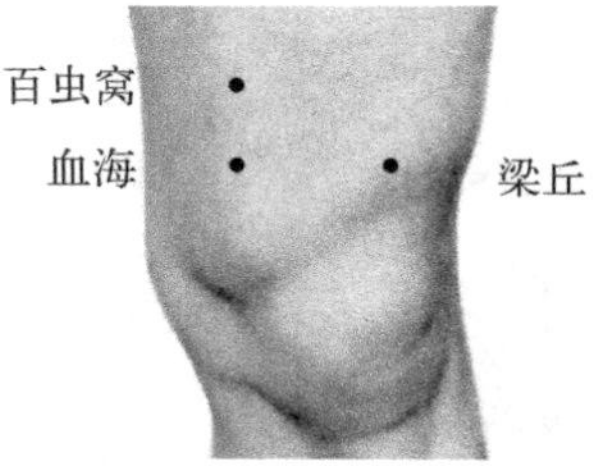

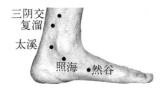

图3-25 梁丘

·方法·

(1)手法:用拇指指腹按压穴位,力度较大。

(2)频次:30~40次/分,1分钟/次,3次/天。

十四、改善睡眠质量

1. 神门

·取穴·

正坐位,位于手部,小指侧手腕关节处的硬筋与手腕横纹交汇处即是(图3-19)。

·方法·

(1)手法:用拇指指腹端按揉穴位,力度要轻。

(2)频次:30~40次/分,持续时间3分钟,3次/天。

2. 照海

·取穴·

屈膝位,位于足部,用手指由踝尖垂直向下推,至踝尖下缘凹陷处,按压有酸痛感即是(图3-26)。

图3-26 照海

·方法·

(1)手法:将食指、中指、无名指并拢,以中指指腹对准照海穴,用三根手指的指腹共同按揉。

(2)频次:30~40次/分,持续时间1~3分钟,3次/天。

3. 百会

·取穴·

正坐位,位于头部,两耳尖直上连线中点处即是百会穴(图3-27)。

·**方法**·

（1）手法：用食指和中指的指腹按压，也可用两手手指重叠按压。

（2）频次：30～40次/分,持续时间1～3分钟,3次/天。

十五、舒缓神经衰弱

1. 安眠

·**取穴**·

正坐位或俯卧位,位于颈部,耳后高骨的外后缘（图3-28）。

·**方法**·

（1）手法：用双手中指按揉。

（2）频次：每次顺时针方向、逆时针方向各按40～50次/分,持续时间3分钟,3次/天。

2. 心俞

·**取穴**·

俯卧位,位于肩胛骨内侧,第5胸椎棘突下旁开两横指宽处（图3-29）。

·**方法**·

（1）手法：双手拇指指腹按揉心俞穴。

（2）频次：每次顺时针、逆时针方向各按40～50次/分,持续时间2分钟,3次/天。

3. 神门

·**取穴**·

正坐位,位于手部,小指侧手腕关节处的硬筋与手腕横纹交汇处即是神门穴（图3-19）。

·**方法**·

（1）手法：用拇指指腹端按揉穴位,力度要轻。

（2）频次：40～50次/分,持续时间3分钟,3次/天。

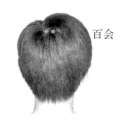

图3-27 百会

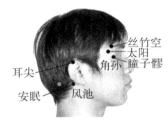

图3-28 安眠

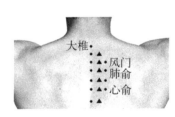

图3-29 心俞

4. 内关

·**取穴**·

正坐位,位于上肢,手臂的内侧中间,腕关节横纹上约三横指宽处(图3-30)。

·**方法**·

(1)手法:用拇指指腹点按内关穴。

(2)频次:40~50次/分,持续时间2分钟,3次/天。

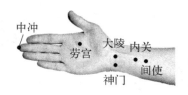

图3-30　内关

十六、缓解用眼疲劳

1. 睛明

·**取穴**·

正坐位,位于面部,目内眦(鼻根和内眼角之间)稍上方凹陷处(图3-31)。

·**方法**·

(1)手法:双手洗净,两手的食指分别放在同侧的穴位上。闭眼,呼气时头向前倾,加压;吸气减压,头复位,睁眼。

(2)频次:5~6次/分,持续时间3分钟,可随时按摩。

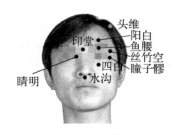

图3-31　睛明

2. 瞳子髎

·**取穴**·

正坐位,位于面部,目外眦旁,当眶外侧缘(约0.3寸)处(图3-10)。

·**方法**·

(1)手法:用双手食指按住穴位,呼气时低头加压,吸气时放松,头回原位。

(2)频次:5~6次/分,持续时间3分钟,可随时按摩。

3. 太阳

·**取穴**·

正坐位,位于颞部,眉毛的末端与外眼角之间,向后约1寸的凹陷处(图3-3)。

· **方法** ·

（1）手法：用双手食指指腹分别按在两侧的太阳穴上，稍用力使太阳穴微感疼痛，或将手掌搓热，贴于太阳穴，稍稍用力。

（2）频次：每次顺时针方向、逆时针方向各转 10～20 次/分，持续时间 3 分钟，可随时按摩。

十七、预防醉酒

大敦

· **取穴** ·

盘腿坐位，位于足大趾末节外侧，距趾甲角 0.1 寸（图 3-32）。

· **方法** ·

（1）手法：用拇指指尖揉按大敦穴。

（2）频次：40～50 次/分，持续时间 3～5 分钟，喝酒前按摩。

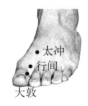

图 3-32　大敦

十八、塑形瘦身

1. 关元

· **取穴** ·

仰卧位，位于下腹部，身体前正中线上，脐中下 3 寸处（图 3-12）。

· **方法** ·

（1）手法：用食指和中指顺时针方向点揉，再逆时针方向点揉，由轻渐重，以感觉酸肿胀为度。

（2）频次：每次顺时针方向、逆时针方向各 50～60 次/分，持续时间 2 分钟，2 次/天。

2. 中脘

· **取穴** ·

仰卧位，位于人体腹部，前正中线上，脐上 4 寸（图 3-33）。

· **方法** ·

（1）手法：用食指指腹按压穴位，也可用手掌心做环状揉动。

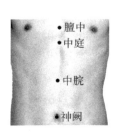

图 3-33　中脘

（2）频次：50～60次/分,持续时间3分钟,3次/天。

3. 天枢

·取穴·

正坐位,位于腹部,于肚脐旁2寸处,即天枢穴(图3-11)。

·方法·

（1）手法:用食指、中指和无名指指腹按压,也可用双手手指重叠按压。

（2）频次:40～50次/分,持续时间2分钟,3次/天。

十九、祛痘美颜

1. 印堂

·取穴·

正坐位,位于额部,两眉头之中间(图3-9)。

·方法·

（1）手法:将食指、中指并拢,用两指指腹揉按印堂穴。

（2）频次:30～40次/分,持续时间2～3分钟,3次/天。

二十、经期调理

1. 三阴交

·取穴·

屈膝位,位于下肢,从内踝尖向上量取3寸,按压有一骨头为胫骨,胫骨后缘靠近骨边的凹陷处,即三阴交穴(图3-2)。

·方法·

（1）手法:用拇指指腹按揉三阴交。

（2）频次:20～30次/分,持续时间5分钟,3～4次/天。

2. 照海

·取穴·

屈膝位,位于足内侧,内踝尖下1寸,内踝下缘边际凹陷处,即照海穴(图3-26)。

·方法·

（1）手法:用拇指指腹按揉照海穴。

（2）频次:30～40次/分,持续时间5分钟,3～4次/天。

二十一、促进产后排乳

1. 膻中

·**取穴**·

仰卧位,位于胸部,前正中线上,平第4肋间,两乳头连线的中点处,即膻中穴(图3-34)。

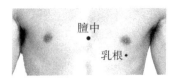

图3-34 膻中

·**方法**·

(1)手法:用手掌大鱼际按摩膻中穴。

(2)频次:30～40次/分,持续时间5～10分钟,3次/天。

2. 乳根

·**取穴**·

仰卧位,位于胸部,乳头直下,乳房根部,第5肋间隙,距前正中线4寸处,即乳根穴(图3-35)。

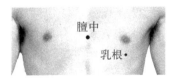

图3-35 乳根

·**方法**·

(1)手法:用食指、中指指腹并拢按揉乳根穴。

(2)频次:30～40次/分,持续时间5～10分钟,3次/天。

3. 少泽

·**取穴**·

正坐位,位于手小指末节尺侧,距指甲角0.1寸处,即少泽穴(图3-36)。

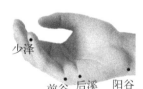

图3-36 少泽

·**方法**·

(1)手法:用拇指指尖掐按少泽穴。

(2)频次:30～40次/分,持续时间2～3分钟,3次/天。

二十二、消除妊娠水肿

陷谷

·**取穴**·

位于足背,第2、第3跖骨结合部前方凹陷处,即陷谷穴(图3-37)。

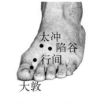

图3-37　陷谷

·方法·

（1）手法：用食指指腹揉按陷谷穴。

（2）频次：30～40次/分,持续时间2～3分钟,3次/天。

二十三、缓解"鼠标手"

1. 阳池

·取穴·

正坐位,在腕背横纹中,翘起手指,当指伸肌腱的尺侧缘凹陷处,即阳池穴（图3-17）。

·方法·

（1）手法：用拇指指腹揉按阳池穴。

（2）频次：30～40次/分,持续时间3～5分钟,3次/天。

2. 阳溪

·取穴·

正坐位,在腕背横纹桡侧,手拇指向上翘起时,当拇短伸肌腱与拇长伸肌腱之间的凹陷处,即阳溪穴（图3-38）。

·方法·

（1）手法：用拇指指腹揉按阳溪穴。

（2）频次：30～40次/分,持续时间3～5分钟,3次/天。

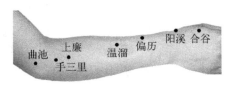

图3-38　阳溪

二十四、"打嗝"不再尴尬

1. 膈俞

·取穴·

正坐位,位于背部,在第7胸椎棘突下旁开1.5寸处,即膈俞穴（图3-39）。

·方法·

（1）手法：用拇指或中指按压,由轻至重,直至感到穴区酸胀发麻,同时深吸气后屏住呼吸。

（2）频次：30～40次/分,持续时间1～3分钟,3次/天。

2. 内关

·取穴·

正坐位,位于前臂正中,腕横纹上2寸,在桡侧屈腕肌腱同掌上肌腱之间取穴（图3-30）。

·方法·

（1）手法：用拇指或中指按压,由轻至重,直至感到穴区酸胀发麻,同时深吸气后屏住呼吸。

（2）频次：30～40次/分,持续时间1～3分钟/次,3次/天。

3. 中脘

·取穴·

正坐位,位于上腹部,脐上4寸,腹中线上（脐中至胸剑联合的中点）（图3-33）。

·方法·

（1）手法：用拇指或中指按压,由轻至重,直至感到穴区酸胀发麻,同时深吸气后屏住呼吸。

（2）频次：30～40次/分,持续时间1～3分钟,3次/天。

二十五、舒缓"落枕"

1. 天宗

·取穴·

正坐位,位于肩胛部,在冈下窝中央凹陷处,与第4胸椎相平。（图3-40）

·方法·

（1）手法：用指关节按揉肩部天宗穴。

（2）频次：30～40次/分,持续时间1～3分

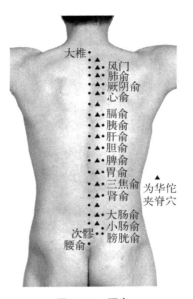

图3-39　膈俞

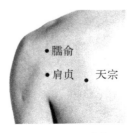

图3-40　天宗

钟,3次/天。

2. 天柱

·**取穴**·

正坐位,位于发际正中直上0.5寸,旁开1.3寸在斜方肌外缘凹陷处,即天柱穴(图3-41)。

·**方法**·

(1)手法:用食指指腹端按压头部的天柱穴。

(2)频次:30~40次/分,1~3分钟/次,3次/天。

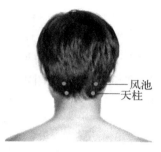

图3-41 天柱

3. 风池

·**取穴**·

正坐位,位于颈后大筋两旁的凹陷处,即风池穴(图3-42)。

·**方法**·

(1)手法:用双手拇指指尖分别放在同侧风池穴。

(2)频次:30~40次/分,持续时间1~3分钟,3次/天。

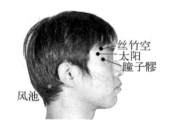

图3-42 风池

主要参考文献

陈飞松,赵鹏.经络穴位按摩速查全书.南京:江苏科学技术出版社,2014.

陈国珍,孟庆轩.穴位疗法治百病.北京:人民军医出版社,2008.

高树中.针灸治疗学.上海:上海科学技术出版社,2009.

《国医绝学健康馆》编委会.特效穴位按摩祛百病.重庆:重庆出版社,2010.

李乐之,路潜.外科护理学.北京:人民卫生出版社,2014.

李明爱.点穴治病小窍门.北京:中国医药科技出版社,2015.

李小寒.基础护理学.5版.北京:人民卫生出版社,2012.

李彦龙.按摩取穴速查手册.天津:天津科学技术出版社,2013.

李志刚.人体穴位使用手册.乌鲁木齐:新疆维吾尔自治区人民出版总社,2015.

李志刚.特效穴位使用手册.乌鲁木齐:新疆维吾尔自治区人民出版总社,2015.

刘彬.推拿按摩全书.延吉:延边人民出版社,2007.

刘虹.中医护理学基础.北京:中国中医药出版社,2005.

邵水金.中医药正常人体解剖学.北京:中国中医药出版社,2012.

沈雪勇.经络腧穴学.上海:上海科学技术出版社,2008.

沈雪勇,许能贵.经络腧穴学.北京:人民卫生出版社,2012.

苏扬,苏荣德.足部反射区按摩保健法.南京:江苏科学技术出版社,2008.

孙呈祥.特效穴位按摩祛百病.杭州:浙江科学技术出版社,2015.

孙秋华,孟繁洁.中医护理学.北京:人民卫生出版社,2012.

王东坡.老中医穴位经络祛病法.南京:江苏科学技术出版社,2012.

王东坡.穴位治病少吃药.南京:江苏凤凰科学技术出版社,2016.

王桂茂.特效穴位按摩保健随身查.北京:化学工业出版社,2013.

尤黎明,吴瑛洁.内科护理学.北京:人民卫生出版社,2013.

国医养生堂.经络穴位按摩速查图解.北京:化学工业出版社,2016.

赵鹏,韩萍.名医教你按对穴位百病消.南京:江苏科学技术出版社,2014.

郑修霞.妇产科护理学.北京:人民卫生出版社,2014.

周建党.穴位按摩养生治病一本通.石家庄:河北科学技术出版社,2012.

主 编 信 息

·基本信息·

蔡敏,女,1969年9月出生,上海中医药大学附属上海中西医结合医院护理部主任,硕士生导师,副主任护师。上海市护理学会理事,《上海护理》杂志编委,护理学会中医(中西医结合)专业委员会委员,上海市中医药学会护理组会员,第五届上海市中西医结合学会管理专业委员会委员,中国中西医结合学会急救医学护理委员会委员。已主持或参与完成市区各级护理课题9项,作为负责人完成国家级继续教育项目3项。曾获上海市虹口区三八红旗手、上海市虹口区精神文明创建干部奖、上海市虹口区创文先进个人。

·擅长领域·

尤其擅长危重患者中西医结合护理、擅长PICC导管穿刺和护理、擅长伤口及造瘘口的护理。

·基本信息·

周红蔚,女,1966年10月出生,上海市中西医结合医院护理部副主任,研究生导师,主任护师。中国医药信息学会护理信息学专业委员会委员,国家中医药管理局中医重点护理专科疾病组成员,上海市中西医结合学会围手术期专业委员会委员,上海市护理学会科学知识普及委员会委员,上海中医药大学、上海现代护理职业教育集团等特聘教师。近5年来护理核心期刊发表论文10篇,已主持或参与完成市区各级护理课题12

项,新型实用专利4个,全国级护理论文交流5篇,作为负责人完成国家级继续教育项目3项。

· 擅长领域 ·

曾先后在外科、内科、监护室、血透室工作多年,在临床护理、中医护理、护理管理、护理教育、护理科研等方面都积累了丰富的经验,主要研究方向为中西医结合脉管病护理。